常见病奇效秘验方系列

儿科疾病
奇效秘验方

总 主 编◎吴少祯

执行总主编◎王馥恩　贾清华　蒲瑞生

主 编◎张华军

U0297401

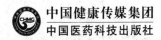

中国健康传媒集团
中国医药科技出版社

内 容 提 要

　　本书涉及儿科常见疾病，内容上每章节分为两部分，首先是从中西医两方面对疾病进行简单介绍，然后是方剂部分，包括内服方和外用方。方剂内容参考了众多近现代名中医的医案及全国各类中医图书、杂志登载的论文，收集了名医专家对常见儿科疾病的用药经验分病论述，以证为纲、以方为目，整理归纳。每方列有组成、功效、主治等，简明扼要，通俗易懂，内容翔实确切，实用性高。可供临床医师和科研人员参考应用，亦可方便广大患者求医问药。

图书在版编目（CIP）数据

　　儿科疾病奇效秘验方 / 张华军主编 . — 北京：中国医药科技出版社，2023.3

　　（常见病奇效秘验方系列）

　　ISBN 978-7-5214-2313-6

　　Ⅰ.①儿… Ⅱ.①张… Ⅲ.①中医儿科学－验方－汇编 Ⅳ.① R289.54

　　中国版本图书馆 CIP 数据核字（2021）第 132517 号

美术编辑　　陈君杞
版式设计　　南博文化

出版　**中国健康传媒集团** | 中国医药科技出版社
地址　北京市海淀区文慧园北路甲 22 号
邮编　100082
电话　发行：010-62227427　邮购：010-62236938
网址　www.cmstp.com
规格　880×1230mm $^{1}/_{32}$
印张　10
字数　232 千字
版次　2023 年 3 月第 1 版
印次　2024 年 2 月第 2 次印刷
印刷　大厂回族自治县彩虹印刷有限公司
经销　全国各地新华书店
书号　ISBN 978-7-5214-2313-6
定价　**39.00 元**

获取新书信息、投稿、为图书纠错，请扫码联系我们。

《常见病奇效秘验方系列》

编委会

编　委　会

主　　编◎张华军

副　主　编◎刘少慧　周青雯　魏　冲

编　　者（按姓氏笔画排序）

　　　　　于高尚　刘　印　孟　伟

出版说明

中医方剂，肇自汤液，广于伤寒。在中医的历史长河中，历代医家留下了数以万计的验方、效方。从西汉的《五十二病方》，到明代的《普济方》，再到今天的《中医方剂大辞典》，本质上都是众多医家效验方的集录。这些优秀的效方、验方凝聚了古今医家的智慧和心血，为我们提供了宝贵的经验。

为此，我们组织专家编写了《常见病奇效秘验方系列》丛书，本套丛书包括儿科疾病奇效秘验方、颈肩腰腿痛奇效秘验方、消化系统疾病奇效秘验方、肝胆病奇效秘验方、痛风奇效秘验方、皮肤病奇效秘验方、关节炎奇效秘验方、失眠抑郁奇效秘验方、妇科疾病奇效秘验方、糖尿病奇效秘验方、神经痛奇效秘验方、高血压奇效秘验方、肺病奇效秘验方、中医美容奇效秘验方、便秘奇效秘验方，共计15个分册。每首验方适应证明确，针对性强，疗效确切，是临床医师、中医药学子和广大中医爱好者的必备参考书；同时，患者可对症找到适合自己的效验方，是患者家庭用药的便捷指导手册。

需要说明的是，原方中有些药物，按现代药理研究是有毒性或不良反应的，如附子、川乌、草乌、马钱子、木通、山慈菇、细辛等，这些药物大剂量、长期使用易发生中毒反应，故在使用之前，务必请教一下专业人士。

本套丛书在编写过程中，参阅了诸多文献资料，谨此对原作者表示衷心感谢！另外，书中难免会有疏漏之处，敬请广大读者提出宝贵意见。

中国医药科技出版社

2023 年 2 月

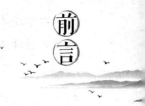

前言

　　古人谚云：宁治十男子，莫治一妇人；宁治十妇人，莫治一小儿。因小儿之病，言语不能通，俗称哑科，可见儿科之病治疗之难，但中医在儿科优势明显，对许多儿科常见病、多发病、疑难病有很好的疗效，深受广大群众的欢迎和信赖。

　　中医儿科源远流长，是中医药的重要组成部分，自北宋钱乙《小儿药证直诀》问世后，中医儿科成为一门独立的学科。中华人民共和国成立后随着中医事业的发展，近代儿科中医名流辈出，他们博览群书，既继承了前人的经验，又通过实践积累了丰富的临床经验。为振兴中医，继承和发展儿科名医经验，服务大众，编者经过收集整理工作，辑成本书，以飨读者。

　　中医治病之法多，可良方效方难求，所以本书所选方剂突出效验特点。一是有效，经临床运用观察有效率高；二是可验，多验多效，长验长效，经得起重复运用；三是本书所选诸方，皆以辨证论治为原则，不是笼统的一病一方或一病多方，而是具体什么证用什么方；四是本书外治以中药为准绳，以中医基础为原则，不包括其他外治方法，以纯中药外治，清晰明了，安全方便。一般读者能够从其很强的实用性中获得裨益，中医爱好者和临床医生则不失为提高实践水平的有益指南。

由于编者水平有限，书中错误难免，诚望读者提出宝贵意见，以便再版时修订提高。

编者

2022年10月

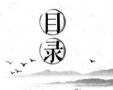

第一章　急性上呼吸道感染

急性上呼吸道感染，占儿科疾病的首位，一年四季均可发生，气候变化时及冬春两季发病较多。本病可由细菌及病毒感染引起，但90%以上为病毒感染引起。临床可见发热、鼻塞、流涕、咳嗽等症，或伴有惊厥、呕吐、腹泻。病情继续发展可引起下呼吸道感染。

中医认为，本病病因以感受风邪为主，若小儿正气不足，并遇气候变化、寒温交替、调护失宜等诱因，风邪常夹寒、热、暑、湿、燥邪及时邪疫毒等乘虚而入，从而发病。常见中医证型：风寒感冒、风热感冒、暑邪感冒、时疫感冒、兼证（夹痰、夹滞、夹惊）。可参考中医"感冒"治疗。

第一节　内服方

羌防银翘散

【组成】金银花30克，连翘15克，板蓝根30克，荆芥穗10克，羌活10克，防风10克，细辛3克，生甘草3克，麦冬10克，青果10克，蝉蜕3克，浙贝母10克，百部10克，陈皮10克。

【用法】水煎服，每天2次，每日1剂。

【功效】散热解毒，补虚疗风。

【主治】急性上呼吸道感染（寒热夹杂型）。

【来源】中华中医药杂志，2015，30（1）

❧ · 柴胡银翘散 · ❧

【组成】金银花30克，连翘30克，柴胡24克，黄芩10克，半夏9克，炙甘草6克，桂枝12克，白芍12克，芦根30克，石斛12克，天门冬30克，麦门冬30克，玄参12克，木蝴蝶10克，远志9克。

【用法】水煎服，每天2次，每日1剂。

【功效】解表清里。

【主治】急性上呼吸道感染（时疫型）。

【来源】世界最新医学信息文摘，2019，19（17）

❧ · 柴葛银蝉汤 · ❧

【组成】柴胡12~30克，葛根15~18克，金银花10~24克，蝉衣6~9克。

【用法】水煎服，每天2次，每日1剂。

【功效】疏散风热。

【主治】急性上呼吸道感染（风热型）。

【来源】陕西中医学院学报，2008，31（3）

❧ · 王伯岳自拟荆防葱豉汤 · ❧

【组成】防风6克，荆芥9克，苏叶6克，羌活3克，白芷3克，淡豆豉6克，薄荷3克，黄芩6克，淡竹叶6克，葱白2段。

【用法】水煎服，每天2次，每日1剂。

【功效】祛寒解表，祛风散热。

【主治】急性上呼吸道感染（风寒感冒）。

【来源】《中医儿科临床浅解》

❧ · 王伯岳自拟方 · ❧

【组成】金银花6克，连翘6克，荆芥6克，防风6克，淡豆豉6克，薄荷3克，黄芩6克，淡竹叶6克，牛蒡子6克，大青叶6克。

【用法】水煎服，每天2次，每日1剂。

【功效】疏风清热，宣肺解表。

【主治】急性上呼吸道感染（风热感冒）。

【来源】《中医儿科临床浅解》

❧ · 王伯岳自拟银菊解毒汤 · ❧

【组成】金银花9克，菊花9克，连翘9克，荆芥6克，薄荷3克，黄芩6克，羌活6克，山栀子6克，板蓝根9克，蒲公英9克，甘草3克。

【用法】水煎服，每天2次，每日1剂。

【功效】疏风宣肺，清热解毒。

【主治】急性上呼吸道感染（流行性感冒）。

【来源】《中医儿科临床浅解》

❧ · 何世英自拟方1 · ❧

【组成】钩藤9克，菊花9克，天麻4.5克，竹叶4.5克，薄荷4.5克，天竺黄4.5克。送服紫雪散。

【用法】水煎服，每天2次，每日1剂。

【功效】解表息风止惊。

【主治】急性上呼吸道感染（感冒夹惊）。

【来源】《中国百年百名中医临床家丛书——何世英》

·❧ 何世英自拟方2 ❧·

【组成】葛根、藿香、厚朴、清半夏各4.5克，建曲、泽泻、陈皮各15克。

【用法】水煎服，每天2次，每日1剂。

【功效】解表，行气，导滞。

【主治】急性上呼吸道感染（胃肠型）。

【来源】《中国百年百名中医临床家丛书——何世英》

·❧ 贾六金自拟银柴退热汤 ❧·

【组成】金银花10克，连翘10克，柴胡10克，黄芩10克，牛蒡子10克，荆芥10克，淡豆豉10克，大青叶10克，板蓝根10克，地丁8克，焦三仙各10克，炙甘草6克，射干10克，桔梗10克。

【用法】水煎服，每天2次，每日1剂。

【功效】辛凉透表，清热解毒。

【主治】急性上呼吸道感染（风热感冒）。

【来源】《贾六金中医儿科经验集》

·❧ 贾六金自拟方 ❧·

【组成】荆芥10克，防风10克，柴胡10克，苏叶10克，前胡10克，杏仁10克，桔梗10克，陈皮10克，半夏6克，茯苓10克，枳壳10克，甘草6克。

【用法】水煎服，每天2次，每日1剂。

【功效】疏风解表，宣肺止咳。

【主治】急性上呼吸道感染（风寒夹痰）。

【来源】《贾六金中医儿科经验集》

❧ · 贾六金自拟银翘疏解汤 · ❧

【组成】金银花10克，连翘10克，牛蒡子10克，桔梗10克，荆芥8克，淡豆豉8克，薄荷8克，前胡10克，淡竹叶4克，僵蚕6克，黄连2克，甘草6克。

【用法】水煎服，每天2次，每日1剂。

【功效】疏风清热，安神镇惊。

【主治】急性上呼吸道感染（风热夹惊）。

【来源】《贾六金中医儿科经验集》

❧ · 赵心波自拟方 · ❧

【组成】淡竹叶6克，生石膏24克，玄参10克，连翘10克，金银花12克，麦冬10克，法半夏5克，生草3克，生姜3片。

【用法】水煎服，每天2次，每日1剂。

【功效】清暑，生津，解表。

【主治】急性上呼吸道感染（暑邪感冒）。

【来源】《赵心波儿科临床经验选编》

❧ · 杨献春自拟蒲金莱菔方 · ❧

【组成】金银花12克，蒲公英9克，大青叶15克，板蓝根15克，杏仁9克，桔梗9克，赤芍9克，莱菔子9克，僵蚕9克，柴胡9克，秦艽9克，竹叶9克，黄芩9克，荆芥9克，石菖蒲9克。

【用法】水煎服，每天2次，每日1剂。

【功效】清热解毒，化湿导滞。

【主治】急性上呼吸道感染（风热夹食）。

【来源】《方证相应——济南中医儿科方证流派传承辑要》

孟宪兰自拟风寒感冒方

【组成】荆芥6克，苏叶6克，白芷5克，桑叶9克，菊花9克，大青叶10克，杏仁6克，前胡10克，桔梗9克，连翘10克，秦艽6克，甘草6克。

【用法】水煎服，每天2次，每日1剂。

【功效】疏风解表散寒。

【主治】急性上呼吸道感染（风寒袭表）。

【来源】《孟宪兰儿科经验集》

孟宪兰自拟风热感冒方

【组成】桑叶10克，薄荷6克，牛蒡子5克，金银花15克，连翘10克，大青叶10克，桔梗10克，杏仁6克，芦根10克，甘草3克。

【用法】水煎服，每天2次，每日1剂。

【功效】疏风解表，清热利咽。

【主治】急性上呼吸道感染（风热袭表）。

【来源】《孟宪兰儿科经验集》

孟宪兰自拟高热神昏方

【组成】生石膏25克，知母15克，竹叶6克，黄芩6克，栀子6克，金银花15克，连翘10克，赤芍10克，牡丹皮10克，青蒿12克，石菖蒲10克，郁金9克，僵蚕10克，菊花9克，甘草6克，羚羊角粉1克（冲）。

【用法】水煎服，每天2次，每日1剂。

【功效】清热泻火解毒，凉血息风开窍。

【主治】急性上呼吸道感染（兼证夹惊）。

【来源】《孟宪兰儿科经验集》

❦· 刘弼臣自拟方1 ·❦

【组成】太子参10克，苏叶10克，苏子10克，桑叶10克，前胡10克，桔梗3克，橘皮3克，半夏3克，煨木香3克，葛根10克，茯苓10克，神曲10克。

【用法】水煎服，每天3~4次，每日1剂。

【功效】益气宣肺，导滞和中。

【主治】急性上呼吸道感染（感冒夹滞）。

【来源】《中国百年百名中医临床家丛书——刘弼臣》

❦· 刘弼臣自拟方2 ·❦

【组成】香薷10克，藿香10克，厚朴5克，扁豆10克，生石膏25克（先下），山栀5克，淡豆豉10克，芦根15克，竹叶10克，苏梗10克。

【用法】水煎服，每天3~4次，每日1剂。

【功效】清暑解表。

【主治】急性上呼吸道感染（暑邪感冒）。

【来源】《中国百年百名中医临床家丛书——刘弼臣》

❦· 刘弼臣自拟加减参苏饮 ·❦

【组成】太子参10克，苏叶10克，葛根10克，前胡10克，橘皮10克，半夏5克，枳壳5克，葱白3个，淡豆豉10克。

【用法】水煎服，每天2次，每日1剂。

【功效】益气解表，和中达邪。

【主治】急性上呼吸道感染（气虚感寒型）。

【来源】《首批国家级名老中医效验秘方精选（续集）》

❀·刘弼臣自拟新加银翘散·❀

【组成】银花10克,连翘9克,薄荷6克,牛蒡子6克,豆豉6克,荆芥5克,桔梗6克,竹叶8克,甘草3克,芦根10克。

【用法】水煎服,每天2次,每日1剂。

【功效】辛凉解表,清热解毒。

【主治】急性上呼吸道感染(风热感冒型)。

【来源】《首批国家级名老中医效验秘方精选(续集)》

第二节　外用方

❀·生明矾方·❀

【组成】生明矾30克。

【用法】研细末,用米醋调成糊,贴足心。又方明矾12克,用烧酒浸化,加面粉做成饼,敷脚心。

【功效】祛风化痰。

【主治】急性上呼吸道感染(兼证夹痰)。

【来源】《中华名家偏方集萃》

❀·天南星方·❀

【组成】天南星30克,葱汁适量。

【用法】将天南星研细末,从葱汁调涂前额上,每次1.5克。

【功效】散寒解表。

【主治】急性上呼吸道感染(风寒感冒)。

【来源】《中华名家偏方集萃》

∽·　四仁散方　·∾

【组成】栀子仁、桃仁、杏仁、枣仁各等份。

【用法】烘干，研为细末，加面粉适量，用鸡蛋清调成膏，制成2~4个药饼，敷两手劳宫穴或加涌泉穴。外盖塑料薄膜，绷带固定。

【功效】清热解毒。

【主治】急性上呼吸道感染（风热感冒、时邪感冒以及兼证夹惊）。

【来源】《中医外治法集要》

∽·　外用经验方　·∾

【组成】生栀子、石膏、绿豆各30克。

【用法】烘干，共研为细末，过筛，鸡蛋清调成膏，制成药饼5个，分别敷于双手劳宫、双足涌泉穴及胸前剑突下，热退去药。

【功效】清热解毒。

【主治】急性上呼吸道感染（风热感冒、时邪感冒以及兼证夹惊）。

【来源】《中医外治法集要》

∽·　外敷散　·∾

【组成】胡椒15克，淡豆豉30克，丁香10克，葱白适量。

【用法】先将前3味药研成细末，用时葱白捣烂调匀如糊膏状，每穴用药约5克，先贴大椎与神阙穴，用纱布覆盖橡皮膏固定，令患儿脱衣而卧，在取药10克，涂于手心劳宫穴处，取其汗出则愈。

【功效】发汗解表，温经散寒。

【主治】急性上呼吸道感染（外感风寒）。

【来源】《中医外治法大全》

❧·金银花外浴散·❧

【组成】金银花30克，连翘30克，柴胡30克，桑叶30克，大青叶30克，薄荷20克，蝉蜕30克，栀子30克。

【用法】上药水煎服3000毫升，候温沐浴，每日1剂，每日1~2次。

【功效】发汗解表清热。

【主治】急性上呼吸道感染（风热感冒）。

【来源】《中医儿科学临床研究》

❧·香薷外浴散·❧

【组成】香薷30克，柴胡30克，扁豆花30克，防风30克，金银花50克，连翘50克，淡豆豉50克，鸡苏散50克，石膏50克，板蓝根50克。

【用法】上药水煎服3000毫升，候温沐浴，每日1剂，每日1~2次。

【功效】清暑解表。

【主治】急性上呼吸道感染（暑邪感冒）。

【来源】《中医儿科学临床研究》

❧·白芥子散·❧

【组成】白芥子9克，鸡蛋清2枚。

【用法】将白芥子研为细末，以鸡蛋清调敷成糊状，敷于双足涌泉穴，胶布固定，每天1次。

【功效】疏风解表。

【主治】急性上呼吸道感染（风寒感冒）。

【来源】《儿科疾病外治全书》

·散寒健脾饼·

【组成】荆芥、防风、炒枳壳、广木香、炒莱菔子各20克（诸药共研细末），鲜生姜适量（捣烂如泥）。

【用法】姜泥与药末搅拌制成药饼，敷脐，6~10小时/次，日1~2次。

【功效】辛温解表兼消食。

【主治】急性上呼吸道感染（风寒夹食型）。

【来源】《史氏十代儿科奇效外治方揭秘》

·清热消食饼·

【组成】薄荷、淡豆豉、葛根、金银花、蒲公英、炒枳壳、川厚朴各20克。

【用法】诸药共研细末，药末与适量鲜萝卜汁搅拌制成药饼，敷脐，6~10小时/次，每日1~2次。

【功效】疏风解表兼消食。

【主治】急性上呼吸道感染（风热夹食型）。

【来源】《史氏十代儿科奇效外治方揭秘》

·中药药浴方·

【组成】青蒿20克，香薷30克，柴胡20克，荆芥20克。

【用法】用水煎制成200毫升药液后，用柔软的棉布进行全身擦浴，重点擦浴腋窝、腹股沟、颈部等处。擦浴10分钟左右或加

10倍的温水泡浴15~30分钟，每日3次。

【功效】清热解暑，透表泻热。

【主治】急性上呼吸道感染（风热型）。

【来源】护理学杂志，2012，27（15）

∾ 自拟清热汤 ∾

【组成】柴胡、防风、黄芩、蝉衣、薄荷、苏叶各10克，青蒿、川芎、金银花、连翘、大青叶、荆芥、板蓝根各20克。

【用法】将上述诸药加工成粗颗粒，盛入布袋，煎取药液100毫升，加适量温水共同倒入浴盆。同时关闭门窗，脱去患儿衣裤，用毛巾蘸浸药液，首先擦洗太阳、曲池、大椎、颈部、腋下、腹股沟等穴位及大血管走向处。待水温适宜，将患儿置浴盆中沐浴全身。每次沐浴时间15~20分钟，每日2次。

【功效】清热解毒泻热。

【主治】急性上呼吸道感染（风热型）。

【来源】湖北中医药大学学报，2012，14（4）

∾ 中药药浴散 ∾

【组成】薄荷5克，香薷、藿香、柴胡、贯众、金银花、防风、鸭跖草、荆芥各10克。

【用法】将所用中药打成粉末，平均分成3袋包装，发热时将一包中药药浴散放入浴盆内，加入开水，药物泡10分钟后加水，使水温保持40℃左右，然后进行洗浴10~15分钟。

【功效】疏风解表。

【主治】急性上呼吸道感染（风热型）。

【来源】中国中西医结合儿科学，2014，6（3）

黎炳南自拟方

【组成】生天南星、荆芥穗、细辛、川芎各10克。

【用法】烘干，共研为细末，取一撮以生葱汁调成膏状，温热贴敷于患儿前囟上。

【功效】祛风通窍。

【主治】急性上呼吸道感染（前囟未闭合婴幼儿风寒感冒）。

【来源】《黎炳南儿科经验集》

王静安自拟外洗方

【组成】紫苏30克，荆芥30克，麻黄30克，川芎15克，羌活15克，陈艾30克，桂枝30克，石菖蒲30克，细辛5克。

【用法】上9味，用水适量，微火煎煮半小时，煎后去渣，待温度适宜时，用药汤为小儿洗浴，洗后注意避风保温，每日3~4次。

【功效】发汗解表，温经散寒。

【主治】急性上呼吸道感染（外感风寒）。

【来源】《王静安50年临证精要》

第二章　急性支气管炎

急性支气管炎是指由于各种致病原引起的支气管黏膜感染，由于气管常同时受累，故称为急性气管支气管炎。这是儿童时期常见的呼吸道疾病。病原为各种病毒或细菌，或混合感染。临床表现大多先有上呼吸道感染症状，之后以咳嗽为主要症状，常有发热、呕吐及腹泻等。听诊可有不固定的散在干啰音或粗中湿啰音。婴儿期伴有喘息的支气管炎，如伴有湿疹或其他过敏史者，少数可发展为支气管哮喘。

中医病因分外感与内伤，常见病因有外邪犯肺、痰浊内生、脏腑亏虚等。小儿因肺脏娇嫩，卫外不固，易为外邪所侵，故以外感咳嗽为多见。本病中医可按照"咳嗽"治疗。咳嗽一症虽为肺脏所主，但与其他脏腑功能失调也有密切联系，故《素问·咳论》云："五脏六腑皆令人咳，非独肺也。"中医证型分为：风寒咳嗽，风热咳嗽，痰热咳嗽，痰湿咳嗽，气虚咳嗽，阴虚咳嗽。

第一节　内服方

赵心波自拟方1

【组成】麻黄5克，杏仁6克，生甘草3克，紫苏6克，前胡6克，桔梗6克，陈皮3克，法半夏6克，荆芥6克，生姜3克。

【用法】水煎服，每天2次，每日1剂。

【功效】辛温解表，宣肺止咳。

【**主治**】急性支气管炎（风寒咳嗽）。

【**来源**】《赵心波儿科临床经验选编》

·᪣· **赵心波自拟方 2** ·᪣·

【**组成**】桑叶6克，菊花6克，连翘6克，淡豆豉5克，生石膏10克，黄芩6克，杏仁6克，法半夏3克，薄荷1.5克，旋覆花6克，甘草3克。

【**用法**】水煎服，每天2次，每日1剂。

【**功效**】辛凉解表，宣肺止咳。

【**主治**】急性支气管炎（风热咳嗽）。

【**来源**】《赵心波儿科临床经验选编》

·᪣· **赵心波自拟方 3** ·᪣·

【**组成**】法半夏6克，陈皮5克，胆星3克，生瓜蒌10克，黄芩10克，枳壳6克，云苓10克，杏仁6克，生石膏24克，芦根10克，焦山楂6克，槟榔6克。

【**用法**】水煎服，每天2次，每日1剂。

【**功效**】清热化痰，宽中止咳。

【**主治**】急性支气管炎（痰热咳嗽）。

【**来源**】《赵心波儿科临床经验选编》

·᪣· **何世英自拟方 1** ·᪣·

【**组成**】麻黄1.5克，甘草3克，半夏4.5克，杏仁4.5克，桑皮4.5克，厚朴4.5克，橘红6克，茯苓6克。

【**用法**】水煎服，每天2次，每日1剂。

【**功效**】健脾燥湿，化痰止咳。

【主治】急性支气管炎（痰湿型）。

【来源】《中国百年百名中医临床家——何世英》

～·何世英自拟方2·～

【组成】川贝4.5克，百部4.5克，甘草4.5克，生地6克，麦冬6克，沙参6克，玄参6克，知母6克，枇杷叶6克。

【用法】水煎服，每天2次，每日1剂。

【功效】养阴清肺，化痰止咳。

【主治】急性支气管炎（阴虚型）。

【来源】《中国百年百名中医临床家——何世英》

～·何世英自拟方3·～

【组成】苏叶、苏子、前胡、半夏、枳壳、桔梗各4.5克，杏仁、陈皮各6克。

【用法】水煎服，每天2次，每日1剂。

【功效】宣肺散寒。

【主治】急性支气管炎（风寒型）。

【来源】《中国百年百名中医临床家——何世英》

～·何世英自拟方4·～

【组成】桑叶、前胡、浙贝、杏仁、枳壳各4.5克，黄芩、陈皮6克，瓜蒌皮9克。

【用法】水煎服，每天2次，每日1剂。

【功效】清热宣肺。

【主治】急性支气管炎（风热型）。

【来源】《中国百年百名中医临床家——何世英》

❦·王伯岳自拟方·❧

【组成】苦杏仁6克，紫苏6克，桔梗6克，炒枳壳6克，前胡6克，荆芥穗6克，薄荷3克，黄芩6克，甘草3克。

【用法】水煎服，每天2次，每日1剂。

【功效】散寒解表，化痰止咳。

【主治】急性支气管炎（风寒咳嗽）。

【来源】《王伯岳医学全集》

❦·王伯岳自拟桔甘汤·❧

【组成】桔梗6克，荆芥穗6克，薄荷6克，苦杏仁6克，瓜蒌6克，黄芩6克，连翘6克。

【用法】水煎服，每天2次，每日1剂。

【功效】祛风清热，化痰止咳。

【主治】急性支气管炎（风热咳嗽）。

【来源】《王伯岳医学全集》

❦·王伯岳自拟双解汤·❧

【组成】桔梗6克，苦杏仁6克，瓜蒌6克，焦山楂6克，焦神曲6克，焦麦芽6克，黄芩6克，陈皮6克，甘草3克。

【用法】水煎服，每天2次，每日1剂。

【功效】消食导滞，清肺和胃。

【主治】急性支气管炎（食积咳嗽）。

【来源】《王伯岳医学全集》

❦·王伯岳自拟百合汤·❧

【组成】百合9克，炙紫菀9克，党参9克，白术9克，茯苓

9克，法半夏6克，陈皮6克，五味子6克，款冬花9克，炙甘草6克。

【用法】水煎服，每天2次，每日1剂。

【功效】补脾益肺，化痰止咳。

【主治】急性支气管炎（脾虚久咳）。

【来源】《中医儿科临床浅解》

❧ · 王伯岳自拟紫菀汤 · ❧

【组成】紫菀9克，款冬花9克，南沙参9克，麦冬9克，知母9克，五味子6克，苦杏仁9克，云茯苓9克，川贝母6克，地骨皮9克，甘草3克。

【用法】水煎服，每天2次，每日1剂。

【功效】养阴益气，润肺止咳。

【主治】急性支气管炎（肺虚久咳）。

【来源】《中国百年百名中医临床家——王伯岳》

❧ · 刘云山自拟风寒咳嗽Ⅰ号方 · ❧

【组成】荆芥2克，苏叶2克，炒杏仁3克，桔梗2克，前胡2克，白芍2克，陈皮2克，白芥子0.3~1克，甘草1克，生姜1片（引）。

【用法】以上是2~5岁小儿用量，2岁以内用半量，5~10岁用量加半倍。每剂煎2次，共100毫升，分3次温服，服药期间忌食生冷。

【功效】疏散风寒，宣肺止咳。

【主治】急性支气管炎（风寒咳嗽）。

【来源】《刘云山儿科秘录》

刘云山自拟风热咳嗽Ⅲ号方

【组成】桑叶2克，菊花1克，薄荷1克，连翘2克，杏仁2克，桔梗2克，芦根2克，桑皮2克，川贝母2克，甘草1克。

【用法】本方量是2~5岁小儿用量，2岁以内用半量，5岁以上用量加倍。每剂煎2次，共100毫升，分3次温服，服药期间忌食生冷及辛辣。

【功效】疏风清热，宣肺止咳。

【主治】急性支气管炎（风热咳嗽）。

【来源】《刘云山儿科秘录》

宋祚民自拟方1

【组成】芦根15克，麻黄1.5克，杏仁10克，苏子10克，紫苏梗10克，桑叶6克，前胡10克，紫菀10克，黄芩10克，枳实10克，枳壳10克。

【用法】水煎服，每天2次，每日1剂。

【功效】微辛解表，宣肺止咳。

【主治】急性支气管炎（风热咳嗽）。

【来源】《宋祚民中医儿科临证精要》

宋祚民自拟方2

【组成】芦根20克，白茅根20克，炙麻黄1.5克，生石膏18克，生桑白皮10克，葶苈子6克，苏子6克，杏仁10克。

【用法】水煎服，每天2次，每日1剂。

【功效】清肺化痰。

【主治】急性支气管炎（痰热咳嗽）。

【来源】《宋祚民中医儿科临证精要》

· 贾六金自拟方1 ·

【组成】金银花10克，连翘10克，桑叶10克，菊花12克，杏仁10克，前胡10克，桔梗10克，牛蒡子10克，射干10克，浙贝母10克，芦根10克，板蓝根10克，蝉蜕6克，甘草6克。

【用法】水煎服，每天2次，每日1剂。

【功效】辛凉解表，宣肺止咳。

【主治】急性支气管炎（风热咳嗽）。

【来源】《贾六金中医儿科经验集》

· 贾六金自拟方2 ·

【组成】麻黄6克，炒杏仁8克，桔梗10克，荆芥10克，蜜紫菀10克，蜜百部10克，陈皮10克，甘草6克。

【用法】水煎服，每天2次，每日1剂。

【功效】宣肺解表，疏风止咳。

【主治】急性支气管炎（风寒咳嗽）。

【来源】《贾六金中医儿科经验集》

· 贾六金自拟方3 ·

【组成】沙参10克，麦冬10克，玉竹10克，桑叶10克，扁豆10克，太子参10克，炒白术10克，茯苓10克，五味子8克，甘草6克。

【用法】水煎服，每天2次，每日1剂。

【功效】益气健脾，清养肺胃，生津润燥。

【主治】急性支气管炎（肺脾两虚，气阴两虚）。

【来源】《贾六金中医儿科经验集》

黎炳南自拟气虚痰咳方

【组成】党参12克，五指毛桃根20克，防风4克，法半夏8克，陈皮4克，茯苓12克，紫菀、款冬花各10克，甘草4克。

【用法】水煎服，每天2次，每日1剂。

【功效】补益肺脾，温化痰湿。

【主治】急性支气管炎（气虚咳嗽）。

【来源】《黎炳南儿科经验集》

杨献春自拟桑菊金蝉前胡方

【组成】桑叶9克，菊花9克，桔梗6克，金银花10克，杏仁6克，薄荷6克，蝉蜕6克，前胡6克，芦根12克，甘草3克。

【用法】水煎服，每天2次，每日1剂。

【功效】疏风清热，宣肺止咳。

【主治】急性支气管炎（风热咳嗽）。

【来源】《方证相应——济南中医儿科方证流派传承辑要》

夏立红自拟清肝泻肺方

【组成】青黛3克，生甘草3克，代赭石、桑白皮、地骨皮、炙杷叶、黄芩、连翘、桔梗各9克，川贝母6克，瓜蒌、芦根各15克。

【用法】水煎服，每天2次，每日1剂。

【功效】清肝泻肺，降逆止咳。

【主治】急性支气管炎（肝火犯肺型）。

【来源】《方证相应——济南中医儿科方证流派传承辑要》

郑建民自拟清解宣肺汤

【组成】金银花9克，连翘9克，菊花6克，黄芩6克，川贝母6克，木蝴蝶6克，僵蚕6克，炙麻黄3克，杏仁6克，甘草3克。

【用法】水煎服，每天2次，每日1剂。

【功效】清热解毒，宣肺化痰。

【主治】急性支气管炎（外寒里热型）。

【来源】《首批国家级名老中医效验秘方精选（续集）》

张之文自拟麻黄败酱汤

【组成】麻黄10克，杏仁12克，半夏12克，知母15克，败酱草20克，夏枯草15克，连翘20克，炙枇杷叶20克，前胡15克，甘草3克。

【用法】水煎服，每日2次，每日1剂。

【功效】清热化痰，肃肺止咳。

【主治】急性支气管炎（痰热咳嗽型）。

【来源】《中国名医名方》

张珍玉自拟桑薄清宣汤

【组成】桑叶6克，炒杏仁3克，薄荷3克，桔梗4克，枳壳3克，陈皮4克，白芍4克，紫菀3克，甘草3克。

【用法】水煎服，每日3次，每日1剂。

【功效】清宣肺热，理气化痰。

【主治】急性支气管炎（风热咳嗽型）。

【来源】《中国名医名方》

第二节 外用方

敷背散

【组成】炒白芥子30克，面粉30克。

【用法】将白芥子研为细末，加入面粉，用水调成糊状，以稀纱布包好，敷于背部第三、四胸椎处，每天1次，每次15分钟，敷后检查2次，如见皮肤发红，即可将药去掉，连敷3天。

【功效】温化痰湿。

【主治】急性支气管炎（后期痰多）。

【来源】《古今中药外治高效验方1000首》

白芥子散

【组成】白芥子、细辛、白芷各10克，蜂蜜20克。

【用法】将上药共研为细末，加蜂蜜拌匀成膏状，装入瓶中，治疗时嘱患儿俯卧，在风门穴处，用生姜擦至发热后，取适量药膏外敷于双侧风门穴上，外加胶布固定，48小时换药1次，连用3~5天。

【功效】温化痰湿。

【主治】急性支气管炎（痰湿及脾虚型）。

【来源】四川中医，2002，20（1）

白矾散

【组成】生白矾50克。

【用法】研细末，加入醋及白面调成小饼，敷足心，24小时换1次。

【功效】温化痰湿。

【主治】急性支气管炎（痰湿型）。

【来源】《中医药学高级丛书——中医儿科学》

❧·丁香散·❧

【组成】丁香3克，肉桂3克。

【用法】共研细末，温水调敷肺俞穴，外敷纱布，胶布固定，每日换1次。

【功效】敛肺止咳。

【主治】急性支气管炎（肺虚型）。

【来源】《中医药学高级丛书——中医儿科学》

❧·王启明自拟安肺膏·❧

【组成】牙皂150克，冬虫夏草、甘草各6克，生半夏、生南星各15克，葶苈子、茯苓各30克，沉香末3克，冰片9克，蛤蚧1对，化橘红20克，生川乌10克，珍珠粉5克。

【用法】以上药物除珍珠粉、沉香末、冰片外，均入香油炸枯，过滤去渣，在徐徐入黄丹搅匀，以滴水成珠为度，离火后加入余下药物搅匀备用，将膏药摊在3厘米×3厘米的白布上，分别敷贴在膻中、双侧肺俞穴，3日一换。

【功效】化痰止咳。

【主治】急性支气管炎（痰湿型）。

【来源】浙江中医杂志，1993，38（1）

❧·外敷散·❧

【组成】麻黄15克，僵蚕30克，胆星30克，生石膏60克，甘草15克，川贝母15克，炒杏仁30克。

【用法】以上药物共研细末，用温开水调成小饼，敷于手心或肺俞穴，外用伤湿止痛膏固定，1日一换。

【功效】清热化痰止咳。

【主治】急性支气管炎（风热咳嗽型）。

【来源】《儿科疾病外治全书》

外熨散

【组成】苍术、麻黄各50克，鸡蛋1个。

【用法】上方加水500毫升，以文火煮蛋约30分钟（务必使药性透入蛋内）。趁热以蛋熨肺俞穴及双侧涌泉穴，蛋凉再煮，反复滚熨3~5次，注意不要烫坏皮肤。

【功效】散寒化痰止咳。

【主治】急性支气管炎（风寒咳嗽）。

【来源】《儿科疾病外治全书》

防葛饼

【组成】防风、葛根、桔梗、枳实各10克，白芥子5克。

【用法】诸药共研细末，药末与醋调匀制成药饼，外敷肚脐，每日1次。

【功效】宣肺止咳，理气消食化痰。

【主治】咳嗽（风寒、风热咳嗽伴食积型）。

【来源】《史氏十代儿科奇效外治方揭秘》

补肺止咳饼

【组成】百部、金银花、茯苓、紫菀、麦冬、黄芪、五味子（等量）。

【用法】诸药共研细末，药末与百米酒调匀制成药饼，敷脐，每日1次。

【功效】清燥润肺止咳。

【主治】急性支气管炎（气虚咳嗽）。

【来源】《史氏十代儿科奇效外治方揭秘》

❧ · 桑杏杷叶汤 · ❧

【组成】桑叶、杏仁、枇杷叶各10克。

【用法】将诸药择净，放入药罐中，加清水适量，浸泡5~10分钟后水煎取汁，放入浴盆中，待温时足浴。每次15~30分钟，每日2次，每日1剂，连续足浴3~5天。

【功效】清肺止咳化痰。

【主治】急性支气管炎（燥热咳嗽）。

【来源】家庭医学（上），2020，36（1）

❧ · 二冬荆苏汤 · ❧

【组成】天冬、麦冬、荆芥、苏叶各10克。

【用法】将诸药择净，放入药罐中，加清水适量，浸泡5~10分钟后水煎取汁，放入浴盆中，待温时足浴。每次15~30分钟，每晚1次（以临睡前为佳），每日1剂，连续足浴5~10剂。

【功效】养阴润肺，止咳化痰。

【主治】急性支气管炎（肺虚咳嗽）。

【来源】家庭医学（上），2020，36（1）

第三章 支气管肺炎

　　支气管肺炎是累及支气管壁和肺泡的炎症，为儿童时期最常见的肺炎，2岁以内儿童多发。最常见为细菌和病毒感染，也可为混合感染。起病多数较急，发病前数日多先有上呼吸道感染，主要临床表现为发热、咳嗽、气促、肺部固定中细湿啰音。重症肺炎由于严重的缺氧，除有呼吸衰竭外，可发生心血管、神经和消化等系统严重功能障碍。若延误诊断或病原体致病力强，可引起并发症，如胸腔积液、脓气胸、肺大疱、肺不张、支气管扩张等。

　　中医认为本病病因包括外因和内因两方面。外因责之于感受风邪，或由其他疾病传变而来；内因责之于小儿形气未充，肺脏娇嫩，卫外不固。病位在肺，常累及于脾，重者可内窜心肝。常见中医临床分型为风寒闭肺、风热闭肺、痰热闭肺、毒热闭肺、阴虚肺热、肺脾气虚，本病可参照"肺炎喘嗽""马脾风"等治疗。

第一节　内服方

参附汤

　　【组成】人参9克，制附片9克，五味子6克，生龙骨12克，生牡蛎12克。

　　【用法】水煎服，每天2次，每日1剂。

　　【功效】温补心阳，救逆固脱。

【**主治**】支气管肺炎（变证之心阳虚衰）。

【**来源**】《王伯岳医学全集》

ᘒ· 王伯岳自拟方1 ·ᘒ

【**组成**】炙麻黄3克，苦杏仁6克，生石膏12克，黄芩6克，金银花6克，连翘6克，板蓝根9克，淡竹叶6克，甘草3克。

【**用法**】水煎服，每天2次，每日1剂。

【**功效**】辛凉解表，清热开肺。

【**主治**】支气管肺炎（风热闭肺）。

【**来源**】《中国百年百名中医临床家——王伯岳》

ᘒ· 王伯岳自拟方2 ·ᘒ

【**组成**】炙麻黄4.5克，苦杏仁9克，生石膏15克，细茶叶9克，连翘12克，黄芩9克，知母9克，生稻芽15克，甘草4.5克。

【**用法**】水煎服，每天2次，每日1剂。

【**功效**】辛凉泄热，涤痰定喘。

【**主治**】支气管肺炎（痰热闭肺）。

【**来源**】《中国百年百名中医临床家——王伯岳》

ᘒ· 王伯岳自拟方3 ·ᘒ

【**组成**】黄连6克，黄芩6克，黄柏6克，栀子6克，人参9克，生石膏15克，知母9克，甘草9克，粳米15克。

【**用法**】水煎服，每天2次，每日1剂。

【**功效**】清热解毒，泻肺开闭。

【**主治**】支气管肺炎（毒热闭肺）。

【**来源**】《中国百年百名中医临床家——王伯岳》

❧ · 王伯岳自拟钩藤汤 · ❧

【组成】钩藤6克，天麻6克，清半夏6克，僵蚕9克，水牛角12克，连翘9克，地龙9克，生白芍9克，桑枝12克，甘草6克。

【用法】水煎服，每天2次，每日1剂。

【功效】平肝息风，清心开窍。

【主治】支气管肺炎（变证之邪陷厥阴）。

【来源】《王伯岳医学全集》

❧ · 贾六金自拟方1 · ❧

【组成】麻黄6克，杏仁8克，石膏20克，银花10克，连翘10克，牛蒡子10克，桔梗10克，前胡10克，桑叶10克，菊花10克，黄芩10克，姜半夏8克，贝母10克，生甘草6克。

【用法】水煎服，每天2次，每日1剂。

【功效】辛凉透表，清热解毒，止咳平喘。

【主治】支气管肺炎（风热闭肺）。

【来源】《贾六金中医儿科经验集》

❧ · 贾六金自拟方2 · ❧

【组成】炙麻黄6克，杏仁8克，石膏20克，浙贝母8克，黄芩10克，瓜蒌8克，陈皮10克，姜半夏6克，枳实8克，胆南星6克，茯苓8克，甘草6克。

【用法】水煎服，每天2次，每日1剂。

【功效】辛凉透表，清热解毒，止咳平喘。

【主治】支气管肺炎（痰热闭肺）。

【来源】《贾六金中医儿科经验集》

❧ · 贾六金自拟方3 · ❧

【组成】炙麻黄6克，杏仁8克，石膏20克，浙贝母10克，太子参6克，炒白术8克，茯苓8克，陈皮8克，姜半夏6克，生姜3片，大枣3枚，甘草6克。

【用法】水煎服，每天2次，每日1剂。

【功效】健脾燥湿，清肺化痰。

【主治】支气管肺炎（肺脾气虚）。

【来源】《贾六金中医儿科经验集》

❧ · 黎炳南自拟肺炎一号方加减 · ❧

【组成】麻黄5克，北杏仁7克，桔梗7克，天花粉8克，石膏20克（先煎），毛冬青15克，蚤休10克，大青叶10克，苡仁15克，甘草5克。

【用法】水煎服，每天2次，每日1剂。

【功效】清热解毒，开肺定喘。

【主治】支气管肺炎（毒热闭肺）。

【来源】《黎炳南儿科经验集》

❧ · 黎炳南自拟肺炎二号方加减 · ❧

【组成】党参12克，麦冬8克，五味子6克，白术6克，茯苓10克，法半夏8克，陈皮3克，龙骨15克，炙甘草6克。

【用法】水煎服，每天2次，每日1剂。

【功效】培土生金，益气除痰。

【主治】支气管肺炎（肺脾气虚）。

【来源】《黎炳南儿科经验集》

·᭰· 黎炳南自拟方 ·᭰·

【组成】五指毛桃根15克，麦冬12克，五味子4克，青黛3克，海蛤粉15克，毛冬青12克，陈皮3克，茯苓8克，炙甘草4克。

【用法】水煎服，每天2次，每日1剂。

【功效】养阴清肺止咳。

【主治】支气管肺炎（阴虚肺热）。

【来源】《黎炳南儿科经验集》

·᭰· 赵心波自拟方 ·᭰·

【组成】炙麻黄3克，桂枝3克，细辛1.5克，法半夏6克，白芍6克，甘草3克，杏仁6克，苏叶6克，厚朴6克，生姜3片。

【用法】水煎服，每天2次，每日1剂。

【功效】祛风散寒，宣肺开闭。

【主治】支气管肺炎（风寒闭肺）。

【来源】《赵心波儿科临床经验选编》

·᭰· 何世英自拟方1 ·᭰·

【组成】竹叶、杏仁、甘草各4.5克，知母、钩藤、生地、麦冬各6克，生石膏9克，羚羊粉0.3~0.6克（冲）。

【用法】水煎服，每天2次，每日1剂。

【功效】清热化痰，息风开窍。

【主治】支气管肺炎（惊厥型）。

【来源】《中国百年百名中医临床家——何世英》

·᭰· 何世英自拟方2 ·᭰·

【组成】沙参、麦冬、知母、川贝、枇杷叶各6克，地骨皮、鳖甲各9克。

【用法】水煎服，每天2次，每日1剂。

【功效】滋阴补肺。

【主治】支气管肺炎（阴虚型）。

【来源】《中国百年百名中医临床家——何世英》

❧· 王静安自拟宣肺化湿汤 ·❧

【组成】苇根15~30克，冬瓜仁30克，荆芥10克，黄连10~15克，炙百部12克，炙冬花15克，炙旋覆花15克，炒麦芽15克，炒谷芽15克，桔梗10克，滑石30克，通草10克，紫苏10克，炙麻绒10~15克。

【用法】水煎服，每天2次，每日1剂。

【功效】清化湿热，祛痰止咳。

【主治】支气管肺炎（湿热蕴肺）。

【来源】《王静安50年临证精要》

❧· 杨献春自拟咳喘方 ·❧

【组成】炙麻黄3克，杏仁9克，生石膏15克，桑白皮9克，黄芩10克，金银花12克，虎杖9克，苏子9克，葶苈子9克，天竺黄10克，胆南星6克，瓜蒌10克，炒莱菔子9克，炒地龙10克，炒蒺藜10克，甘草3克。

【用法】水煎服，每天2次，每日1剂。

【功效】清泻肺热，化痰止咳。

【主治】支气管肺炎（风热袭肺及风寒郁而化热）。

【来源】《方证相应——济南中医儿科方证流派传承辑要》

❦· 王延泉自拟清肺虎杖桃仁汤 ·❧

【组成】炙麻黄6克，杏仁6克，生石膏30克（先煎），桔梗9克，芦根15克，黄芩9克，虎杖18克，桃仁9克，丹参12克，葶苈子9克，生大黄3克，生甘草3克，山栀9克，知母9克，鱼腥草15克，紫苏子9克，地龙9克，枳实9克，赤芍12克。

【用法】水煎服，每天2次，每日1剂。

【功效】宣肺清热，泻腑平喘，活血化瘀。

【主治】支气管肺炎（痰热闭肺）。

【来源】《方证相应——济南中医儿科方证流派传承辑要》

❦· 马莲湘自拟肺炎痰喘汤 ·❧

【组成】生麻黄1.5克，生石膏15克，银花9克，连翘9克，杏仁9克，炒葶苈子6克，天竺黄6克，瓜蒌皮6克，玄参6克，生甘草3克。

【用法】水煎服，每天2次，每日1剂。

【功效】清宣开闭，豁痰平喘。

【主治】支气管肺炎（风热或痰热闭肺）。

【来源】《首批国家级名老中医效验秘方精选（续集）》

❦· 王烈自拟泻肺化痰汤 ·❧

【组成】苏子10克，黄芩10克，枳壳10克，葶苈子10克，瓜蒌10克，射干10克。

【用法】水煎服，每天2次，每日1剂。

【功效】泻肺定喘，解毒化痰。

【主治】支气管肺炎（毒热闭肺）。

【来源】《首批国家级名老中医效验秘方精选（续集）》

❧ · 崔月芳自拟清肺汤 · ❧

【组成】炙麻黄3克，生石膏24克，甘草6克，金银花、大青叶、鱼腥草各15克，杏仁、前胡、葶苈子各9克。

【用法】水煎服，每天2次，每日1剂。

【功效】清热开闭，化痰止咳。

【主治】支气管肺炎（风热及痰热闭肺型）。

【来源】《儿科病证治精要》

第二节 外用方

❧ · 贴胸散 · ❧

【组成】天花粉、黄柏、乳香、没药、樟脑、大黄、生南星、白芷各等份。

【用法】上药研为细末，以温食醋调和成膏状，置于纱布上，贴于胸部（上自胸骨上窝、下至剑突，左右以锁骨中线为界），每日12~24小时更换1次。1周为1个疗程。

【功效】清热泻火，活血化瘀。

【主治】支气管肺炎（风寒、风热、痰热、毒热闭肺型及阴虚型）。

【来源】《古今中药外治高效验方1000首》

❧ · 油膏敷背散 · ❧

【组成】肉桂12克，丁香18克，川乌15克，草乌15克，乳香15克，没药15克，红花30克，当归30克，川芎30克，赤芍30克，透骨草30克。

【用法】上方制成10％油膏，敷背部湿啰音显著处。每日2次，5~7日为1疗程。

【功效】通经活血化瘀。

【主治】支气管肺炎（肺部湿啰音久不消）。

【来源】上海中医药杂志，1980，26（2）

❧ · 敷背药包 · ❧

【组成】白芥子30克，苏子30克，吴茱萸30克，制香附30克，生姜30克，食盐250克。

【用法】上药共炒至烫手为度，以稍厚的布包扎，立即在患儿背部熨烫，次日更换部位，每次30分钟，使皮肤潮红，出汗为度。每日1次，1剂药可连用6次，6次为1个疗程。

【功效】通经活血化瘀。

【主治】支气管肺炎（风寒、风热、痰热、毒热闭肺型及湿啰音久不消）。

【来源】吉林中医药，1986，8（4）

❧ · 熨烫方 · ❧

【组成】苍术50克，麻黄50克，鸡蛋1个，水500毫升。

【用法】以上成分纳入锅中，文火煎30分钟，趁热以蛋熨肺俞及双涌泉穴，蛋凉再煎，反复滚熨3~5次，5天为1个疗程。

【功效】宣肺开闭。

【主治】支气管肺炎（风寒、风热、痰热闭肺型及阴虚、气虚型）。

【来源】《古今中药外治高效验方1000首》

·· 栀子敷背散 ··

【组成】栀子30克，雄黄9克，细辛、没药各15克。

【用法】上药共研为末，醋调敷于听诊啰音明显的区域。要经常保持敷药湿润，如干燥，再用醋调湿敷患部。

【功效】通经活血化瘀。

【主治】支气管肺炎（肺部湿啰音久不消）。

【来源】《中医外治法大全》

·· 敷胸散 ··

【组成】大黄粉、芒硝粉、蒜泥重量以4：1：4比例配伍。

【用法】上药以清水调成糊状，将药调好平摊于敷料上，厚薄适中（0.3~0.5厘米），敷在背部肩胛间区及肺部听诊湿啰音密集处。1~2岁每次15分钟，3~5岁20分钟，5岁以上25分钟，每日1次，7天为1个疗程，连用2个疗程。

【功效】通腑泄热，宣降肺气。

【主治】支气管肺炎（风热、痰热、毒热型）。

【来源】辽宁中医药大学学报，2015，17（6）

·· 肺炎中药封包 ··

【组成】白芥子、莱菔子、紫苏子、吴茱萸、半夏各6克，大青叶、薄荷各9克。严重发热者加生石膏6克，痰多而稠者加陈皮6克，痰黄而稠者加胆南星6克，咳嗽严重者加蝉蜕6克。

【用法】上药研末拌匀后装于棉布袋内，用水浸泡30分钟，外用干毛巾包裹，放置患儿肺俞穴处热敷。配合红外线治疗仪加热，以温热感不烫手为宜。每次20分钟，每天2次，每周更换1次封包。1周为1个疗程，连续治疗2个疗程。

【**功效**】活血化瘀，温经通络，消肿止痛。

【**主治**】支气管肺炎（肺部湿啰音久不消）。

【**来源**】湖南中医杂志，2020，36（3）

❦ · 王理群自拟三白敷贴散 · ❧

【**组成**】白芥子、白附子、白胡椒、细辛、延胡索各100克。

【**用法**】上药研末后装瓶备用，用时取适量用醋调成硬笔大小药饼敷于肺俞及膏肓穴，外用纱布覆盖，胶布固定，半小时见皮肤潮红取下，重者可延长1小时左右。

【**功效**】通经活血化瘀。

【**主治**】支气管肺炎（肺部啰音不消）。

【**来源**】《儿科病证治精要》

第四章　支原体肺炎

支原体肺炎是儿童和青少年常见的一种疾病，占肺炎总数的10%~20%。其症状表现多样，儿童以中高热多见，也可见低热或无热，发热无明显热型；最突出的症状就是持续性干咳，可在起病的1~2天内逐渐加重，之后可出现少量白色黏痰或少量脓性痰，偶有少量血丝。治疗推荐大环内酯类抗生素为首选，如红霉素、罗红霉素和阿奇霉素。本病重症病例可合并胸腔积液和肺不张，也可发生纵隔积气和气胸、坏死性肺炎等。

中医认为本病的病因包括外因和内因。外因责之于感受风热之邪；内因责之于小儿肺脏娇嫩、卫外不固。病位在肺，常累及心、肝、脾、肾。病理因素涉及热、痰、毒、瘀等方面。临床分型常见：风热闭肺、痰热闭肺、阴虚肺热、湿热闭肺等。本病可按照中医的"肺炎喘嗽""咳嗽"等治疗。

第一节　内服方

◆·贾六金自拟方1·◆

【组成】麻黄6克，杏仁8克，石膏15克，金银花10克，连翘10克，百部8克，茯苓10克，前胡10克，桑叶10克，菊花10克，黄芩10克，姜半夏8克，浙贝母10克，生甘草6克。

【用法】水煎服，每天2次，每日1剂。

【功效】辛凉透表，清热解毒，止咳平喘。

【主治】支原体肺炎（风热闭肺）。

【来源】《贾六金中医儿科经验集》

❧ 贾六金自拟方2 ❧

【组成】炙麻黄6克，杏仁10克，石膏10克，川贝母10克，黄芩8克，陈皮10克，姜半夏8克，地龙8克，蝉蜕6克，射干8克，枳实8克，胆南星6克，紫菀8克，百部8克，款冬花8克，甘草6克。

【用法】水煎服，每天2次，每日1剂。

【功效】开肺化痰，止咳平喘。

【主治】支原体肺炎（痰热闭肺）。

【来源】《贾六金中医儿科经验集》

❧ 贾六金自拟方3 ❧

【组成】桑白皮6克，地骨皮8克，射干8克，沙参8克，麦冬8克，天花粉6克，木蝴蝶8克，黄芩8克，甘草6克。

【用法】水煎服，每天2次，每日1剂。

【功效】清养肺胃，生津润燥。

【主治】支原体肺炎（阴虚肺热）。

【来源】《贾六金中医儿科经验集》

❧ 王静安自拟清宣宁嗽汤 ❧

【组成】荆芥9克，炙麻绒9克，炙百部12克，炙旋覆花15克，炙白前根15克，苇根15~30克，橘络9克，黄连6~9克，山楂15克，神曲15克，枳壳9克，桔梗9克。

【用法】水煎服，每天2次，每日1剂。

【功效】宣肺解表。

【主治】支原体肺炎（风邪束肺）。

【来源】《王静安50年临证精要》

❦ · 王静安自拟清肺化痰汤 · ❧

【组成】荆芥9克，石膏15~30克，黄芩9克，瓜壳9~12克，法半夏6克，炙百部12克，炙冬花15克，炙旋覆花15克，山楂15克，神曲15克，枳壳9克。

【用法】水煎服，每天2次，每日1剂。

【功效】清肺化痰。

【主治】支原体肺炎（痰热壅肺）。

【来源】《王静安50年临证精要》

❦ · 王静安自拟宣肺化湿汤 · ❧

【组成】苇根15~30克，冬瓜仁30克，荆芥10克，黄连10~15克，炙百部12克，炙冬花15克，炙旋覆花15克，炒麦芽15克，炒谷芽15克，桔梗10克，滑石30克，通草10克，紫苏10克，炙麻绒10~15克。

【用法】水煎服，每天2次，每日1剂。

【功效】清化湿热，祛痰止咳。

【主治】支原体肺炎（湿热蕴肺）。

【来源】《王静安50年临证精要》

❦ · 王静安自拟滋阴润肺饮 · ❧

【组成】沙参15~30克，麦冬9~15克，知母10克，天花粉10克，百合15克，炙百部12克，炙紫菀15克，炙杷叶15克，桔梗9

克，山楂15克，神曲15克。

【用法】水煎服，每天2次，每日1剂。

【功效】滋阴润肺。

【主治】支原体肺炎（肺阴不足）。

【来源】《王静安50年临证精要》

杨献春自拟宣肺康复方

【组成】紫菀6克，款冬花6克，川贝母6克，橘红6克，莱菔子6克，地龙6克，莪术3克，赤芍6克，炒杏仁6克，炒谷麦芽各6克，甘草3克。

【用法】水煎服，每天2次，每日1剂。

【功效】补肺健脾，止咳化痰。

【主治】支原体肺炎（肺脾不足证）。

【来源】《方证相应——济南中医儿科方证流派传承辑要》

王延泉自拟车虎苇茎汤

【组成】虎杖15克，车前草、芦根、薏苡仁、冬瓜仁、鱼腥草、黄芪、沙参各12克，葶苈子、丹参各9克，桃仁6克。

【用法】水煎服150~250毫升，每天3次，每日1剂，10天为1个疗程。

【功效】扶正益气，祛瘀化痰。

【主治】支原体肺炎（正虚邪恋、瘀血内阻证）。

【来源】《方证相应——济南中医儿科方证流派传承辑要》

夏立红自拟清肺通络方

【组成】生麻黄10克，生石膏30克，杏仁10克，紫苏子10

克，地龙10克，鱼腥草15克，生甘草10克。

【用法】水煎服，每天2次，每日1剂。

【功效】清肺通络，止咳平喘。

【主治】支原体肺炎（痰热闭肺型）。

【来源】《方证相应——济南中医儿科方证流派传承辑要》

❧·孟宪兰自拟清肝泻肺方·❧

【组成】炙麻黄3克，杏仁10克，生石膏20克，金银花20克，黄芩10克，鱼腥草20克，百部9克，葶苈子10克，射干10克，桔梗10克，胆南星6克，苏子10克，虎杖15克，川贝6克，甘草3克。

【用法】水煎服，每天2次，每日1剂。

【功效】宣肺清热，化痰解痉。

【主治】支原体肺炎（温热闭肺型）。

【来源】《孟宪兰儿科经验集》

❧·孟宪兰自拟清金汤方·❧

【组成】桑白皮15克，黄芩9克，桃仁9克，虎杖15克，川贝6克，僵蚕6克，炙百部15克，金银花15克，白花蛇舌草15克。

【用法】水煎服，每天2次，每日1剂。

【功效】清泻肺热，解痉止咳。

【主治】支原体肺炎（肺热蕴阻型）。

【来源】《孟宪兰儿科经验集》

❧·郭建芬自拟解毒理肺汤·❧

【组成】鱼腥草10克，生石膏10克（先煎），金银花6克，连翘6克，芦根6克，桔梗6克，杏仁5克，姜半夏3克，枳壳3克，野菊花5克，甘草5克。

【用法】水煎服取汁100毫升，每天2次，每日1剂。

【功效】清热解毒，化痰理肺。

【主治】支原体肺炎（风热、痰热闭肺型）。

【来源】中国中医药科技，2017，24（2）

第二节　外用方

敷胸散

【组成】黄芩10克，黄连10克，大黄10克。

【用法】以上3味药共研为细末，用热白酒调匀成糊膏状，外敷前胸剑突部，约2小时去药，重证换药在敷。

【功效】退热清肺定喘。

【主治】支原体肺炎（肺热型）。

【来源】《中医外治法大全》

白芥子粉

【组成】白芥子30克，面粉适量。

【用法】将白芥子研成细末，加面粉适量，开水调成糊状，敷双侧肺俞穴及前胸。敷药前局部先用热水洗净，再涂上一层麻油，然后敷药，待局部发赤或者烧灼感时去掉，每日2次。

【功效】退热清肺定喘。

【主治】支原体肺炎（早期）。

【来源】《中医外治法大全》

❧ 肺炎外敷散1 ❧

【组成】芒硝20克，白芥子60克，紫苏子60克，炒莱菔子60克，葶苈子60克，大黄30克。

【用法】将上药研成细末，用时取适量加麻油少许，调匀成膏状，敷双侧肺俞、脾俞、肾俞穴，外敷纱布，胶布固定，每日1次。

【功效】清热解毒，化瘀宣肺。

【主治】支原体肺炎（早期）。

【来源】基层医学论坛，2019，23（20）

❧ 肺炎外敷散2 ❧

【组成】白芥子30克，细辛20克，甘遂20克，花椒目20克，延胡索20克，干姜10克。

【用法】将上药研成细末，加适量温水调成糊状药膏，做成1.5厘米×1.5厘米大小，厚度为0.5厘米的药饼，将药饼敷贴于患儿天突、大椎穴处，用胶布固定，每日1次，每次约2~4小时，10天为1个疗程。

【功效】泻肺涤痰定喘。

【主治】支原体肺炎（肺络痹阻型）。

【来源】基层医学论坛，2019，23（20）

❧ 外敷包 ❧

【组成】白芥子、苏子、吴茱萸、制香附、生姜各30克，食盐250克。

【用法】上药共炒至烫手为度，以稍厚的布包扎，立即在患儿背部熨烫，来日更换部位，每次30分钟。使皮肤潮红，出汗为度。

每日1次，1剂药可连用6次，6次为1个疗程。

【**功效**】宣肺化痰止咳。

【**主治**】支原体肺炎（痰热或痰湿型）。

【**来源**】《儿科疾病外治全书》

第五章 哮 喘

　　哮喘是多种细胞（如嗜酸性粒细胞、肥大细胞、T淋巴细胞、中性粒细胞及气道上皮细胞等）和细胞组分共同参与的气道慢性炎症性疾病，这种慢性炎症导致气道反应性的增加，通常出现广泛多变的可逆性气流受限，并引起反复发作性喘息、气促、胸闷或咳嗽等症状，常在夜间和清晨发作或加剧。临床表现为咳嗽和喘息呈阵发性发作，以夜间和清晨为重，发作时呼吸困难，呼气相延长伴有喘鸣声，严重病例呈端坐呼吸、恐惧不安、大汗淋漓、面色青灰等。特应质或过敏体质对本病的形成关系很大，多数患者有婴儿湿疹、变应性鼻炎和食物药物过敏史，少数有家族史。如治疗不及时，随病程的延长可产生气道不可逆狭窄和气道重塑。

　　本病中医发病机制是外因诱发，触动伏痰，痰随气升，气因痰阻，相互搏结，阻塞气道，宣肃失常，气逆而上，出现咳嗽、气喘哮鸣，呼吸困难。正如《证治汇补·哮病》曰："内有壅塞之气，外有非时之感，膈有胶固之痰，三者相合，闭拒气道，搏击有声，发为哮病。"临床常见分型为：寒性哮喘、热性哮喘、外寒内热、虚实夹杂、肺脾气虚、脾肾阳虚、肺肾阴虚。可参照中医"小儿哮喘""喘证""哮病"等治疗。

第一节　内服方

～· 王伯岳自拟方1 ·～

【组成】炙麻黄3克，桂枝6克，细辛1.5克，法半夏6克，五味子3克，白芍6克，干姜3克，紫苏子6克，橘红6克，甘草3克。

【用法】水煎服，每天2次，每日1剂。

【功效】宣肺，散寒，定喘。

【主治】哮喘（寒性哮喘）。

【来源】《王伯岳医学全集》

· 王伯岳自拟方2 ·

【组成】炙麻黄3克，苦杏仁6克，生石膏9克，黄芩6克，连翘6克，前胡6克，甘草3克。

【用法】水煎服，每天2次，每日1剂。

【功效】宣肺，清热，定喘。

【主治】哮喘（热性哮喘）。

【来源】《王伯岳医学全集》

· 宋祚民自拟宋氏止喘1号方 ·

【组成】芦根30克，白茅根30克，生石膏20克，五味子6克，麻黄1.5~3克，桑白皮10克，百部10克，黛蛤散10克（包煎），白果6~8克，葶苈子6克，石菖蒲10克，川郁金6~8克。

【用法】水煎服，每天2次，每日1剂。

【功效】清降肺气，止嗽定喘。

【主治】哮喘（热性哮喘）。

【来源】《宋祚民中医儿科临证精要》

· 宋祚民自拟宋氏止喘2号方 ·

【组成】茯苓10克，冬瓜子15克，生薏苡仁15克，淫羊藿10克，百部10克，麻黄1.5克，丝瓜络10克，生牡蛎10克，法半夏6

克，桃仁10克，杏仁10克，芦根15克，茅根15克。

【用法】水煎服，每天2次，每日1剂。

【功效】健脾润肺，化痰消喘。

【主治】哮喘（肺脾气虚）。

【来源】《宋祚民中医儿科临证精要》

贾六金自拟方

【组成】麻黄6克，杏仁10克，射干10克，桂枝10克，细辛2克，干姜8克，半夏6克，五味子10克，紫菀10克，冬花10克，甘草6克。

【用法】水煎服，每天2次，每日1剂。

【功效】温肺散寒，化痰平喘。

【主治】哮喘（寒性哮喘）。

【来源】《贾六金中医儿科经验集》

贾六金自拟苏葶定喘汤

【组成】炙麻黄6克，白果10克，款冬花10克，桑白皮10克，紫苏子10克，半夏10克，杏仁10克，黄芩10克，葶苈子10克，甘草6克。

【用法】水煎服，每天2次，每日1剂。

【功效】散寒宣肺，清化痰热，止咳平喘。

【主治】哮喘（外寒内热）。

【来源】《贾六金中医儿科经验集》

黎炳南自拟方1

【组成】肉桂5克（焗服），补骨脂8克，当归、麻黄、五味子、苏子、炙甘草各10克，细辛3克，葶苈子10克，鹅管石30克。

【用法】水煎服，每天2次，每日1剂。

【功效】散寒平喘，温肾纳气。

【主治】哮喘（虚实夹杂）。

【来源】《黎炳南儿科经验集》

黎炳南自拟方2

【组成】熟地15克，党参6克，麦冬10克，茯苓10克，法半夏8克，陈皮、五味子各5克，青黛3克，海蛤粉15克，炙甘草5克。

【用法】水煎服，每天2次，每日1剂。

【功效】补肾敛肺，养阴益气。

【主治】哮喘（肺肾阴虚）。

【来源】《黎炳南儿科经验集》

黎炳南自拟基本方二号

【组成】巴戟天8克，补骨脂8克，熟地15克，当归6克，党参6克，白术8克，茯苓10克，法半夏10克，陈皮6克，五味子5克，鹅管石30克，炙甘草6克。

【用法】水煎服，每天2次，每日1剂。

【功效】温肾健脾，化痰平喘。

【主治】哮喘（脾肾阳虚）。

【来源】《黎炳南儿科经验集》

王静安自拟清热涤痰定喘汤

【组成】荆芥9~15克，炙麻绒9~15克，石膏15~30克，黄芩

9~15克，葶苈子9~15克，炙百部12克，炙冬花15克，苏子9~15克，苇根30克，炙金沸草15克，神曲15克，法半夏6~9克，射干9克，橘络9~15克，山楂15克。

【用法】水煎服，每天2次，每日1剂。

【功效】清热涤痰，宣肺定喘。

【主治】哮喘（发作期）。

【来源】《王静安50年临证精要》

❦·王静安自拟补虚化痰汤·❧

【组成】党参9~15克，黄芪9~15克，防风8~9克，白术9~15克，茯苓9~15克，法半夏6~9克，化红6~9克，桂枝3克，干姜3克，苏子9~15克，山楂15克，神曲15克。

【用法】水煎服，每天2次，每日1剂。

【功效】健脾，补虚，化痰。

【主治】哮喘（缓解期）。

【来源】《王静安50年临证精要》

❦·王静安自拟温肺化痰汤·❧

【组成】炙麻绒6~12克，桂枝3~9克，杏仁9~15克，干姜6~9克，五味子9克，细辛3克，半夏6~9克，厚朴6~9克，通草9克，神曲15克，炙冬花15克，炙金沸草15克。

【用法】水煎服，每天2次，每日1剂。

【功效】温肺化痰，止咳平喘。

【主治】哮喘（冷哮型）。

【来源】《王静安50年临证精要》

赵岩自拟赭石镇咳定喘汤方

【组成】代赭石9克，炒地龙9克，生石膏24克，细辛3克，炙麻黄6克，杏仁6克，白芥子6克，葶苈子9克，苏子9克，黄芩9克，射干9克，鱼腥草15克，甘草6克。

【用法】水煎服100~200毫升，每天分3~4次口服，每日1剂。

【功效】镇咳平喘，清咳平喘。

【主治】哮喘（痰热证）。

【来源】《方证相应——济南中医儿科方证流派传承辑要》

孟宪兰自拟清肝泻肺方

【组成】炙麻黄3克，杏仁10克，生石膏15克，葶苈子10克，苏子10克，浙贝母10克，白芥子10克，莱菔子10克，炒地龙10克，瓜蒌15克，胆南星6克，蝉蜕6克，甘草3克。

【用法】水煎服，每天2次，每日1剂。

【功效】宣肺平喘，解痉去痰。

【主治】哮喘（实热喘型）。

【来源】《孟宪兰儿科经验集》

孟宪兰自拟哮喘调理方

【组成】沙参10克，麦冬10克，川贝3克，陈皮9克，茯苓10克，炒白扁豆10克，白芍12克，五味子6克，神曲10克，鸡内金10克，甘草3克。

【用法】水煎服，每天2次，每日1剂。

【功效】润肺养阴，调理脾胃。

【主治】哮喘（肺脾气阴两虚型）。

【来源】《孟宪兰儿科经验集》

·王传吉自拟平喘化痰汤·

【组成】麻黄5克，橘红10克，杏仁10克，半夏10克，白果10克，地龙12克，射干10克，赤芍10克，甘草5克。

【用法】水煎服，每天2次，每日1剂。

【功效】宣肺化痰，平哮定喘。

【主治】哮喘（急性发作期）。

【来源】《首批国家级名老中医效验秘方精选（续集）》

·王传吉自拟益肺运脾汤·

【组成】黄芪40克，白术10克，防风10克，橘红10克，杏仁10克，海浮石12克，山楂12克，甘草5克。

【用法】水煎服，每天2次，每日1剂。

【功效】扶正固表，健脾益气。

【主治】哮喘（缓解期）。

【来源】《首批国家级名老中医效验秘方精选（续集）》

·刘弼臣自拟苍耳银梅汤·

【组成】苍耳子10克，辛夷10克，金银花10克，乌梅10克，玄参10克，板蓝根10克，牛蒡子10克，桔梗5克，五味子10克，葱根3个，绿茶1撮。

【用法】水煎服，每天2次，每日1剂。

【功效】疏风宣窍，敛肺定喘。

【主治】哮喘（急性发作期）。

【来源】《首批国家级名老中医效验秘方精选（续集）》

第二节 外用方

三伏贴方

【组成】白芥子30克，延胡索30克，细辛15克，甘遂15克。

【用法】上药共研为细末，用鲜姜汁调制成药饼6只，药饼中心放丁香末3克，敷于两侧百劳、肺俞及膏肓穴上，冬春每隔5天1次，夏季每隔10天1次，每次2小时，共3次。

【功效】温经宣肺平喘。

【主治】哮喘（缓解期）。

【来源】《中医儿科学临床研究》

白芥子方

【组成】白芥子3克，细辛0.6克，胡椒1克，白附子1克。

【用法】共研细末，用生姜汁调后，敷于天突穴上，每于夜间睡前敷上，次晨取下，如局部反应重时，亦可敷1~2小时取下，1~2日1次，7次为1个疗程。

【功效】温经宣肺平喘。

【主治】哮喘（缓解期）。

【来源】《中医儿科学临床研究》

药物敷贴方

【组成】白芥子、延胡索各20克，细辛、甘遂各30克。

【用法】将上药共研细末，加鲜姜汁50毫升，捣匀，加100%乙醇400毫升，浸渍24小时，过滤，用纱布条浸泡滤液后，敷贴于大椎、定喘、风门、百劳，胶布固定，贴5小时后取下，连贴3

天，隔70天后再贴。

【功效】温经宣肺平喘。

【主治】哮喘（缓解期）。

【来源】《儿科病证治精要》

·桃仁敷贴方·

【组成】桃仁60克，杏仁6克，栀子18克，胡椒3克，糯米4.5克，鸡蛋清适量。

【用法】将上药共研细末，以鸡蛋清调成软面团状，分成4等份，用时分别贴敷双侧涌泉穴及其足背相对应的位置，12小时去药，隔12小时可做第二次治疗。

【功效】行气活血，化痰纳气。

【主治】哮喘（气虚血瘀型）。

【来源】《儿科疾病外治全书》

·向希雄自拟喘敷灵·

【组成】皂荚、白芥子、延胡索、细辛各等份。

【用法】将上述诸药共研细末，以姜汁调成糊状，取背部双侧定喘、肺俞、脾俞穴，于每次三伏天各贴1次。每次2~4小时。

【功效】温经宣肺平喘。

【主治】哮喘（缓解期）。

【来源】《儿科病证治精要》

·李国柱自拟子午效灵膏·

【组成】皂角10克，白芥子20克，芦荟、白芷各10克，细辛5克，川乌、草乌、甘遂、红花、杏仁、草决明各10克，白胡椒5

克，桃仁10克，山栀子20克，使君子10克，冰片2克。

【用法】将上药共研细末，在密封干燥处保存，用前取鲜姜汁调成膏状，摊于3厘米×3厘米方型硬纸上，每块3~5克，贴于身柱、天突、双心俞、膻中，胶布固定，每次贴48~72小时。

【功效】温经宣肺，化瘀平喘。

【主治】哮喘（急性发作期）。

【来源】辽宁中医杂志，1994，21（7）

第六章　反复呼吸道感染

　　反复呼吸道感染是指一年内发生呼吸道感染次数过于频繁，超过一定的范围的疾病。根据部位可分为反复上呼吸道感染（鼻炎、咽炎、扁桃体炎）和反复下呼吸道感染（支气管炎、毛细支气管炎及肺炎等）。反复呼吸道感染迁延不愈，可并发哮喘、肾炎、心肌炎等，严重者影响小儿生长发育。

　　本病中医病因包括禀赋不足、喂养不当、顾护失宜、素禀体热等。病机责之于虚实两端：虚者正气不足，卫外不固；实者邪热内伏，遇感乃发。中医分型多为：肺脾气虚、气阴两虚、肺胃实热。可按照中医"自汗易感"治疗。

第一节　内服方

❧　当归复感汤　❧

【组成】当归6克，炒白术8克，炙黄芪8克，生地黄6克，熟地黄5克，黄连2克，黄柏4克，黄芩6克，辛夷6克，陈皮5克。

【用法】水煎服或颗粒剂，第1~3周日1剂，分2次，第4周减量，每日1/2剂，口服维持。

【功效】清热解毒，凉血散瘀，益气养阴。

【主治】反复呼吸道感染（瘀热内结型）

【来源】江苏中医药，2020，52（1）

❧·健脾宣肺汤·❧

【组成】炒党参15克，白茯苓12克，防风、炙枇杷叶各9克，炒白术、川贝母、炙黄芪、紫菀各8克，百部、桔梗、甘草各6克。

【用法】水煎取汁，日1剂，分2次服用。

【功效】健脾宣肺。

【主治】反复呼吸道感染（脾肺亏虚型）

【来源】浙江中医杂志，2019，24（7）

❧·沙参玉屏汤·❧

【组成】南沙参15克，黄芪10克，防风8克，白术10克，玉竹10克，山药15克，天花粉10克，桔梗6克。

【用法】水煎服，日1剂，分3~4次服用。7天为1个治疗单元，停药2天，再服用7天，每月3个治疗单元为1疗程。

【功效】益气滋阴，培土生金。

【主治】反复呼吸道感染（气阴两虚型）

【来源】云南中医学院学报，2011，34（6）

❧·清心泻脾散·❧

【组成】黄芩、竹叶、侧柏叶、生地、芦根、菖蒲各15克，枳实、莱菔子各10克，石斛、麦芽各15克。

【用法】水煎服，每2日1剂，每日3次服用。

【功效】清心泻脾，消积和胃。

【主治】反复呼吸道感染（心脾积热型）

【来源】中国中西医结合儿科学，2009，1（5）

❧· 夏立红自拟黄芪当归屏风方 ·❧

【组成】黄芪15克，太子参12克，白术9克，防风6克，茯苓9克，焦山楂15克，赤芍6克，菟丝子10克，甘草3克。

【用法】水煎服浓煎150~200毫升，每天分2~3次服，每日1剂。

【功效】益气固表活血。

【主治】反复呼吸道感染（气虚血瘀型）。

【来源】《方证相应——济南中医儿科方证流派传承辑要》

❧· 朱瑞群自拟桂芪汤 ·❧

【组成】桂枝2克，白芍12克，黄芪15克，甘草3克，生姜1片，红枣10枚。

【用法】水煎服，每天2次，每日1剂。

【功效】益气固表，调和营卫。

【主治】反复呼吸道感染（营卫不和型）。

【来源】《首批国家级名老中医效验秘方精选（续集）》

❧· 孟仲法自拟增免抗感方 ·❧

【组成】太子参10~15克，黄芪10~15克，水仙草10~15克，地锦草10~15克，黄芩4.5~6克，淫羊藿6克，五味子4.5~6克，黄精6克，生地9克，麦冬6克，白术9克，甘草4.5克。

【用法】水煎服，每天2次，每日1剂。

【功效】益气升阳，健脾补肾。

【主治】反复呼吸道感染（脾虚型）。

【来源】《专科专病名医临证经验丛书——儿科病》

❧ 孔光一自拟宣肺解毒汤方 ❧

【组成】前胡8克，桔梗8克，牛蒡子8克，连翘10克，僵蚕8克，薄荷5克，芦根10克，连翘10克，黄柏3克。

【用法】水煎服，每天2次，每日1剂。

【功效】祛外邪，调肺胃。

【主治】反复呼吸道感染（热郁肺胃型）。

【来源】《现代名中医儿科绝技》

❧ 夏幼周自拟脾虚方 ❧

【组成】党参7克，黄芪9克，白术6克，山药9克，茯苓8克，杏仁8克，陈皮6克，法半夏6克，桔梗4克，麦芽9克，炙甘草2克。

【用法】水煎服，每天2次，每日1剂。

【功效】健脾益气补虚。

【主治】反复呼吸道感染（脾虚型）。

【来源】《专科专病名医临证经验丛书——儿科病》

❧ 张士珍自拟方 ❧

【组成】厚朴10克，枳壳10克，焦麦芽15克，焦神曲8克，炒鸡内金10克，焦山楂10克，焦槟榔8克，大黄炭6克，金银花20克，牛蒡子15克，黄芩6克，生甘草3克。

【用法】水煎服，每天2次，每日1剂。

【功效】消积导滞，兼清肺热。

【主治】反复呼吸道感染（饮食积滞，肺胃热盛型）。

【来源】《专科专病名医临证经验丛书——儿科病》

·黄建业自拟益气固表汤·

【组成】黄芪15克，苍白术各12克，茯苓12克，山药15克，苡仁9克，党参12克，白芍6克，桂枝6克，山楂9克，广木香3克。

【用法】水煎服，每天2次，每日1剂。

【功效】健脾益气固表。

【主治】反复呼吸道感染（肺脾气虚型）。

【来源】《现代中医临证经验辑粹——儿科疾病》

·黄建业自拟补肾益气汤·

【组成】黄芪15克，白术12克，党参12克，菟丝子9克，熟地15克，五味子3克，淫羊藿6克，龙骨、牡蛎各30克（先煎），麦芽9克，乌梅6克。

【用法】水煎服，每天2次，每日1剂。

【功效】健脾益气，补肾壮骨。

【主治】反复呼吸道感染（脾肾虚弱型）。

【来源】贵阳中医学院学报，2002，22（1）

·李少川自拟易感合剂·

【组成】藿香3克，羌活3克，独活3克，柴胡5克，前胡5克，枳壳6克，半夏6克，川芎3克，陈皮3克，桔梗5克，云苓5克，厚朴6克，升麻3克，葛根3克，赤芍5克，神曲5克，甘草3克。

【用法】水煎服，每天2次，每日1剂。

【功效】疏解清化，调理脾胃。

【主治】反复呼吸道感染（脾胃失运型）。

【来源】《现代名中医儿科绝技》

﹌· 孙轶秋自拟方 ·﹌

【组成】黄芪15克，桂枝5克，白术10克，白芍10克，防风6克，大枣10克，五味子10克，蝉衣10克，款冬花10克，甘草3克。

【用法】水煎服，每天2次，每日1剂。

【功效】益肺固表，调和营卫。

【主治】反复呼吸道感染（肺脾两虚型）。

【来源】《现代名中医儿科绝技》

﹌· 高树彬自拟方 ·﹌

【组成】连翘6克，栀子6克，淡竹叶6克，白茅根5克，山楂8克，炒神曲8克，炒麦芽8克，芦根8克，薄荷3克，蒲公英6克。

【用法】水煎服，日1剂。

【功效】清热消食导滞。

【主治】反复呼吸道感染（胃肠积热型）

【来源】中医药通报，2018，17（5）

第二节 外用方

﹌· 外敷五倍子方 ·﹌

【组成】五倍子10克。

【用法】上药研成细末，加食醋适量调成糊状，睡前敷脐，外敷纱布，胶布固定，次晨取下，每日1次，连用3~5天。

【功效】益气收敛，固表止汗。

【主治】反复呼吸道感染（盗汗型）。

【来源】《高等中医院校教学参考丛书——中医儿科学》

❦ · 中药香囊 · ❧

【组成】黄芪15克，苍术9克，白芷9克，藿香9克，佩兰12克，白豆蔻9克，丁香6克，陈皮6克，冰片3克。

【用法】将各味药洁净处理、去杂质，将药物（除冰片）按等比例混合粉碎至50目，与冰片混匀装入茶袋，每袋装5克，外用彩色布袋制成香囊，白天佩戴于衣服上，晚上放于床头，2周更换1次，3个月为1个疗程。

【功效】补肺健脾，固表止汗。

【主治】反复呼吸道感染（肺脾气虚型）。

【来源】福建中医药，2015，46（6）

❦ · 三九敷贴方 · ❧

【组成】白芥子、细辛、白芷、地龙各等份。

【用法】将上药共研细末，加入适量生姜汁，搓成薄饼状，直径2厘米，厚度1.5厘米，在冬季三九天行敷贴，每周敷2次，每次30分钟，共12次。

【功效】补肺健脾，温肾化痰。

【主治】反复呼吸道感染（肺脾肾虚型）。

【来源】中国妇幼保健，2014，29（2）

❦ · 三伏敷贴方 · ❧

【组成】黄芪、当归、防风、肉桂、白术各1份。

【用法】将上药共研细末，加入适量麝香、生姜汁，调匀制成糊状，在每年三伏天时取膻中、大椎、肺俞、脾俞、肾俞、心俞穴，用生姜涂擦穴位，以皮肤稍潮红为宜，然后将药糊摊在3厘米×3厘米的胶布上，敷贴在上述穴位上，每次贴2~4小时。

【功效】益气补肺，健脾化痰。

【主治】反复呼吸道感染（肺脾气虚型）。

【来源】湖北中医杂志，2008，30（1）

❧·三黄屏风膏方·❧

【组成】黄芪15克，白术12克，防风9克，黄精15克，延胡索9克，酒大黄6克。

【用法】将上药共研细末，加入适量生姜汁，调匀制成饼状，敷贴在膻中、肺俞、膈俞穴，胶布固定，贴敷12小时，每2周贴1次，每次连贴3天，总疗程3个月。

【功效】益气补肺，健脾化痰。

【主治】反复呼吸道感染（肺脾气虚型）。

【来源】中医临床研究，2013，5（15）

❧·伏九膏·❧

【组成】延胡索30克，白芥子30克，甘遂15克，细辛15克。

【用法】将上药共研细末，加入适量生姜汁，调匀糊状制成饼状，置于3厘米×3厘米大小纱布上，中间点适量麝香制成，敷贴在定喘、肺俞、膏肓穴，于每年三伏天、三九天进行贴敷，每次0.5~2小时。

【功效】散寒补肺，止咳平喘。

【主治】反复呼吸道感染（肺肾不足型）。

【来源】中国中医药信息杂志，2010，17（3）

❧·自拟敷贴方·❧

【组成】白芥子（微炒）、延胡索、甘遂、细辛、黄芪、白术、肉桂、丁香按3∶5∶2∶2∶5∶3∶1∶1比例混合。

【**用法**】将上药共研细末，加入适量鲜姜汁，调匀成膏状，制成1厘米×1厘米大小，厚约3毫米左右的药快，将药快贴于双风门、双肺俞、双脾俞、关元穴上，外用胶布固定，通常6岁以下1~2小时，6岁以上2~6小时，每周1次，4次为1个疗程，休息10天后再治疗1个疗程。

【**功效**】益气健脾，和营固表。

【**主治**】反复呼吸道感染（肺脾气虚型）。

【**来源**】江苏中医药，2010，42（12）

✦· 中药穴位贴敷验方 ·✦

【**组成**】苦杏仁0.3克，柴胡0.5克，黄芩0.8克，黄芪1.0克。

【**用法**】上药混合研末，姜汁调成膏状，制成方形药块。将药块贴敷在患儿双侧膏肓、肺俞、脾俞穴。每天1次，贴敷3~7天为1个疗程。

【**功效**】内化痰热，益肺固表，止咳平喘。

【**主治**】反复呼吸道感染（肺脾气虚、痰热内蕴型）

【**来源**】新中医，2020，52（5）

✦· 中药足浴方 ·✦

【**组成**】黄芪、女贞子、白芍、当归、白芷、荆芥、防风各20克，石菖蒲10克。

【**用法**】上药煎煮后使药液温度保持在40~45℃，另患儿双足浸泡于木桶中，以药液没过关节为度，每次15~25分钟，每周3次。

【**功效**】祛风解表，活血通络散寒。

【**主治**】反复呼吸道感染（肺脾气虚复感风寒型）。

【**来源**】浙江中西医结合杂志，2020，30（1）

第七章 呕 吐

呕吐是小儿时期最常见的症状之一，如得不到及时、正确的治疗则会影响患儿营养物质的摄入，严重者则引起脱水的电解质紊乱。临床表现可见溢乳、普通呕吐、反复呕吐以及喷射性呕吐，由于发病的原因不同，症状也不尽相同。本病可见于多种疾病过程中，如消化功能紊乱、急慢性胃肠炎、胰腺炎、肠梗阻、先天性肥厚性幽门狭窄及肠套叠等。

本病中医的病因有外邪犯胃、乳食积滞、胃中积热、脾胃虚寒、肝气犯胃等，病变部位主要在胃，亦与肝脾相关。基本病机为胃失和降，气逆于上。临床常见分型为：寒邪犯胃、乳食积滞、胃热气逆、脾胃虚寒、肝气犯胃。可按照中医"呕吐"辨证治疗。

第一节 内服方

王伯岳自拟藿香助胃散

【组成】藿香9克，砂仁3克，半夏3克，陈皮6克，茯苓9克，生稻芽9克，山楂9克，甘草3克，生姜2片。

【用法】水煎服，每天2次，每日1剂。

【功效】温中和胃，降逆止呕。

【主治】呕吐（风寒犯胃）。

【来源】《王伯岳医学全集》

❧·王伯岳自拟竹茹汤·❧

【组成】茯苓9克，竹茹6克，半夏6克，陈皮6克，葛根6克，枳壳6克，黄连3克，神曲9克，藿香6克，甘草3克。

【用法】水煎服，每天2次，每日1剂。

【功效】清胃和中，导滞止吐。

【主治】呕吐（胃热气逆）。

【来源】《王伯岳医学全集》

❧·王伯岳自拟藿香汤·❧

【组成】藿香9克，生姜2片，竹茹6克，甘草3克，炒山楂6克，炒神曲6克，炒麦芽6克，陈皮6克，黄芩6克，枳壳6克，半夏6克，焦槟榔6克。

【用法】水煎服，每天2次，每日1剂。

【功效】消食导滞，调理胃气。

【主治】呕吐（乳食积滞）。

【来源】《王伯岳医学全集》

❧·王伯岳自拟方1·❧

【组成】党参9克，白术6克，藿香6克，砂仁3克，茯苓9克，半夏6克，葛根6克，木香3克，生姜2片。

【用法】水煎服，每天2次，每日1剂。

【功效】补中益气，和胃生津止呕。

【主治】呕吐（脾胃虚寒）。

【来源】《中医儿科临床浅解》

❧·王伯岳自拟方2·❧

【组成】半夏6克，陈皮9克，枳实6克，茯苓9克，淡吴萸3

克，黄连3克，旋覆花9克，代赭石9克，生稻芽9克，甘草3克，姜汁拌炒竹茹6克。

【用法】水煎服，每天2次，每日1剂。

【功效】平肝和胃，理气降逆。

【主治】呕吐（肝气犯胃）。

【来源】《中医儿科临床浅解》

⌘ 贾六金自拟方1 ⌘

【组成】太子参10克，干姜4克，炒白术10克，陈皮10克，公丁香6克，吴茱萸6克，白蔻仁10克，砂仁10克，炙甘草6克。

【用法】水煎服，每天4~5次少量温服，每日1剂。

【功效】温中散寒，降逆止呕。

【主治】呕吐（脾胃虚寒）。

【来源】《贾六金中医儿科经验集》

⌘ 贾六金自拟方2 ⌘

【组成】炒苍术10克，厚朴10克，陈皮10克，广藿香10克，姜半夏6克，黄连4克，连翘10克，炒三仙各15克，炒莱菔子15克，鸡内金15克，白蔻仁10克，甘草6克，生姜3片。

【用法】水煎服，每天4~5次少量温服，每日1剂。

【功效】消食和胃，降逆止呕。

【主治】呕吐（伤乳伤食）。

【来源】《贾六金中医儿科经验集》

⌘ 王静安自拟和胃止呕饮 ⌘

【组成】苏梗9克，陈皮6克，姜汁竹茹9克，白蔻10克，黄连3克，吴茱萸9克，藿香6克，姜半夏3克，良姜3~9克，旋覆花10克，代赭石15~30克，通草9克，炒谷芽15克，炒麦芽15克，另加生姜汁1滴。

【用法】水煎服，每天2次，每日1剂。

【功效】温胃祛寒，和胃降逆。

【主治】呕吐（胃寒型）。

【来源】《王静安50年临证精要》

∽ · 王静安自拟止呕饮 · ∾

【组成】苏梗9克，陈皮6克，姜汁竹茹12克，白蔻6克，黄连3克，吴茱萸3克，藿香6克，姜半夏3克，旋覆花10克，代赭石15~30克，通草9克，炒谷芽15克，炒麦芽15克，黄芩9克，另加生姜汁1滴。

【用法】水煎服，每天2次，每日1剂。

【功效】清胃热，降胃逆。

【主治】呕吐（胃热型）。

【来源】《王静安50年临证精要》

∽ · 王静安经验方 · ∾

【组成】苏梗9克，陈皮6克，姜汁竹茹9克，白蔻6克，黄连3克，吴茱萸3克，藿香6克，姜半夏3克，旋覆花10克，代赭石15~30克，通草9克，炒谷芽15克，炒麦芽15克，炙甘草3~9克，沙参15~30克，煨姜5克，另加生姜汁1滴。

【用法】水煎服，每天2次，每日1剂。

【功效】益气和中，降逆止呕。

【主治】呕吐（脾胃气虚型）。

【来源】《王静安50年临证精要》

·刘东昇自拟方·

【组成】陈皮6克，半夏6克，甘草3克，炒枳壳3克，竹茹6克，木香3克，砂仁6克，厚朴1.5克，鸡内金6克，焦三仙各18克，苍术6克，莱菔子6克，生姜3片。

【用法】水煎服，每天2次，每日1剂。

【功效】和胃消食，降逆止呕。

【主治】呕吐（伤食型）。

【来源】《方证相应——济南中医儿科方证流派传承辑要》

·孟宪兰自拟方1·

【组成】藿香10克，苏梗10克，陈皮6克，半夏6克，吴茱萸6克，生姜3片，大枣3枚。

【用法】水煎服，每天2次，每日1剂。

【功效】温中和胃。

【主治】呕吐（感受外邪型）。

【来源】《孟宪兰儿科经验集》

·孟宪兰自拟方2·

【组成】白芍15克，柴胡10克，苏梗10克，砂仁6克，厚朴9克，枳壳6克，陈皮6克，半夏6克，竹茹9克，炒麦芽10克。

【用法】水煎服，每天2次，每日1剂。

【功效】疏肝和胃。

【主治】呕吐（肝气犯胃型）。

【来源】《孟宪兰儿科经验集》

· 孟宪兰自拟方3 ·

【组成】陈皮6克，半夏6克，茯苓15克，竹茹9克，胆南星6克，钩藤10克，薄荷6克，郁金10克，石菖蒲10克，甘草3克，大枣3枚。

【用法】水煎服，每天2次，每日1剂。

【功效】镇惊止呕。

【主治】呕吐（惊吓型）。

【来源】《孟宪兰儿科经验集》

第二节　外用方

· 外敷明矾方 ·

【组成】明矾15克。

【用法】上药研细末，和饭做成硬币大小的药饼，敷于两侧足心，外敷纱布，胶布固定，呕吐止后去除。

【功效】清热降逆止呕。

【主治】呕吐（胃热上逆型）。

【来源】《儿科疾病外治全书》

· 外敷绿豆方 ·

【组成】绿豆30克。

【用法】上药研细末，加入鸡蛋清1各，调匀成膏状，直接敷于两侧足心，外敷纱布，胶布固定，每天更换1次。

【功效】清热降逆止呕。

【主治】呕吐（胃热上逆型）。

【来源】《儿科疾病外治全书》

❀·外敷蓖麻子方·❀

【组成】面粉60克，鸡蛋清2个，蓖麻子7粒去壳。

【用法】上药共捣烂，和成黏性糊球，取糊球在患儿胸部膻中及鸠尾穴揉擦5~10分钟，令皮肤潮红，每天2~3次。

【功效】降逆止呕。

【主治】呕吐（寒邪犯胃、饮食积滞及胃热上逆型）。

【来源】《儿科疾病外治全书》

❀·吴茱萸外敷方·❀

【组成】吴茱萸10克，大蒜5个。

【用法】将吴茱萸研细末，大蒜去皮捣烂，与吴茱萸拌匀，揉成硬币大小的药饼，敷于双足心，外敷纱布，胶布固定，1日1次。

【功效】和胃降逆止呕。

【主治】呕吐（脾胃虚寒型）。

【来源】《高等中医院校教学参考丛书——中医儿科学》

❀·葱白外敷方·❀

【组成】鲜葱白20根，鸡蛋2个。

【用法】白鲜葱白洗净切碎捣出汁，放入碗内与鸡蛋相搅拌，切勿放盐，热锅里放菜油少许，将上药倒锅内煎成大饼一块，用纱布包裹趁热外敷神阙穴。

【功效】和胃降逆止呕。

【主治】呕吐（寒性呕吐）。

【来源】《中医药学高级丛书——中医儿科学》

第八章 腹 泻

腹泻，是一组由多病原、多因素引起的以大便次数增多和大便性状改变为特点的消化道综合征。是我国婴幼儿最常见的疾病之一。病因分为感染性及非感染性原因，感染性以病毒、细菌多见，尤其是病毒；非感染性可因饮食因素以及气候因素诱发消化功能紊乱导致。临床以大便次数增多、粪质稀薄或如水样为特征，但不同病因引起的腹泻常各具临床特点和不同临床过程。本病是造成儿童营养不良、生长发育障碍的主要原因之一。

本病中医的病因，以感受外邪、伤于饮食、脾胃虚弱多见，病机关键为脾困湿盛，升降失司，水反为湿，谷反为滞，清浊合而下降，形成泄泻。临床分型为：湿热泻、风寒泻、伤食泻、脾虚泻、脾肾阳虚泻、变证（气阴两伤、阴竭阳脱）。中医上多参照"泄泻"辨证施治。

第一节　内服方

·疏肝健脾方·

【组成】柴胡、白芍、山药、党参、陈皮、枳壳、薏苡仁、茯苓、百合各10克，炒白术、甘草各5克。

【用法】水煎服，每日2次，每日1剂。

【功效】疏肝健脾。

【**主治**】腹泻（肝郁脾虚型）。

【**来源**】实用中西医结合临床，2020，20（3）

∾• 升阳除湿汤 •∾

【**组成**】苍术、麦芽各20克，陈苓、猪苓、羌活、防风、神曲各15克，柴胡、升麻、泽泻各10克，炙甘草6克。

【**用法**】水煎服，每日2次，每日1剂。

【**功效**】升阳除湿，健脾止泻。

【**主治**】腹泻（脾虚型）。

【**来源**】实用中医药杂志，2020，36（3）

∾• 新加胃苓汤 •∾

【**组成**】苍术10克，白术10克，茯苓、猪苓、泽泻、车前子各15克，桂枝、厚朴、陈皮、炙甘草各7.5克。

【**用法**】水煎服，每日3次，每日1剂。

【**功效**】健脾补气，渗湿利水。

【**主治**】腹泻（脾虚型）。

【**来源**】海南医学，2020，31（4）

∾• 葛根止泻汤 •∾

【**组成**】葛根、桂枝各15克，白芍、黄柏、槐花、地榆、甘草、生姜各9克，大枣（切）3枚。

【**用法**】水煎服，每日3次，每日1剂。

【**功效**】升阳止泻，健脾利湿。

【**主治**】腹泻病（湿热脾虚型）。

【**来源**】实用中医药杂志，2020，6（1）

❦ · 复方石榴皮煎剂 · ❧

【组成】黄芪10克，黄连6克，白术、白芍、防风、木香、陈皮、石榴皮各10克，茯苓15克，甘草6克。

【用法】水煎服，每日2次，每日1剂。

【功效】健脾益气，理气化湿，涩肠止泻。

【主治】腹泻（各类型）。

【来源】中国中西医结合消化杂志，2019，27（12）

❦ · 苍脂方 · ❧

【组成】苍术10克，补骨脂15克，石斛、木香、乌药、厚朴各10克，干姜、黄连、吴茱萸各3克，诃子5克，茯苓、葛根、白英、龙葵各15克，藤梨根20克。

【用法】水煎服，每日2次，每日1剂。

【功效】温中健脾化湿，温肾涩肠止泻。

【主治】腹泻（脾肾阳虚型）。

【来源】环球中医药，2019，12（12）

❦ · 肠宁方 · ❧

【组成】炒白术10克，炒白芍10克，白芷10克，桔梗6克，炒薏苡仁15克，炙甘草6克。

【用法】水煎服，每日2次，每日1剂。

【功效】抑肝扶脾，宣肺化湿。

【主治】腹泻（脾虚型）。

【来源】河南中医，2019，39（10）

❦ · 祁振华自拟方1 · ❧

【组成】陈皮2~4.5克，焦山楂6~10克，焦槟榔3~6克，莱菔子3~6克，茯苓10克，甘草3克。

【用法】水煎服，每天2次，每日1剂。

【功效】调中消滞。

【主治】腹泻（伤食泻）。

【来源】《北京市老中医经验选编学》

❧·祁振华自拟方2·❧

【组成】党参4.5克，茯苓7.5克，白术6克，苍术3克，甘草3克。

【用法】水煎服，每天2次，每日1剂。

【功效】健脾补中。

【主治】腹泻（脾虚泻）。

【来源】《北京市老中医经验选编学》

❧·祁振华自拟方3·❧

【组成】鲜藿香6克，薄荷3克，黄连4.5克，滑石6克，猪苓4.5克，车前子10克（包），甘草3克。

【用法】水煎服，每天2次，每日1剂。

【功效】清利湿热。

【主治】腹泻（湿热泻）。

【来源】《北京市老中医经验选编学》

❧·王伯岳自拟方1·❧

【组成】党参9克，炒白术9克，炮姜6克，茯苓9克，泽泻6克，桂枝6克，猪苓6克，陈皮6克，生稻芽9克，炙甘草3克。

【用法】水煎服，每天2次，每日1剂。

【功效】温中利湿。

【主治】腹泻（寒湿泻）。

【来源】《王伯岳医学全集》

· 王伯岳自拟方2 ·

【组成】藿香6克，厚朴6克，陈皮6克，泽泻3克，苍术6克，木香3克，黄芩6克，焦山楂6克，焦神曲6克，焦麦芽6克，六一散9克。

【用法】水煎服，每天2次，每日1剂。

【功效】清热利湿。

【主治】腹泻（湿热泻）。

【来源】《王伯岳医学全集》

· 宋祚民自拟方1 ·

【组成】薄荷叶6克，佩兰10克，粉葛根6克，北防风6克，滑石块6克，炙甘草10克，苍术6克。

【用法】水煎服，每天2次，每日1剂。

【功效】解表疏邪，燥湿止泻。

【主治】腹泻病（风寒泻）。

【来源】《宋祚民中医儿科临证精要》

· 宋祚民自拟方2 ·

【组成】生牡蛎20克，白术10克，云茯苓10克，怀山药10克，草果10克，五味子6克，诃子肉10克。

【用法】水煎服，每天2次，每日1剂。

【功效】健脾固肾，益气止泻。

【主治】腹泻病（脾肾阳虚泻）。

【来源】《宋祚民中医儿科临证精要》

～·宋祚民自拟宋氏悦脾汤·～

【组成】广藿香10克，紫苏梗6克，青竹茹10克，佛手6克，焦槟榔6克，大腹皮6克，法半夏5克，缩砂仁3克，云茯苓10克。

【用法】水煎服，每天2次，每日1剂。

【功效】和中导滞，调理脾胃。

【主治】腹泻病（伤食泻）。

【来源】《宋祚民中医儿科临证精要》

～·宋祚民自拟宋氏止泻散·～

【组成】广藿香10克，苍术6克，云茯苓10克，北防风6克，乌梅6克，焦山楂3克，川黄连3克，炒白芍6克，炙甘草6克。

【用法】水煎服，每天2次，每日1剂。

【功效】清热化湿，升清降浊。

【主治】腹泻病（湿热泻）。

【来源】《宋祚民中医儿科临证精要》

～·贾六金自拟方1·～

【组成】太子参10克，茯苓10克，炒白术10克，扁豆10克，陈皮10克，莲子10克，山药10克，砂仁10克，薏苡仁10克，桔梗10克，芡实10克，肉豆蔻10克，补骨脂10克，甘草6克。

【用法】水煎服，每天2次，每日1剂。

【功效】健脾温肾，收敛止泻。

【主治】腹泻（脾肾阳虚泻）。

【来源】《贾六金中医儿科经验集》

❧ 贾六金自拟方 2 ❧

【组成】藿香 10 克，苏叶 10 克，白术 10 克，陈皮 10 克，猪苓 10 克，茯苓 10 克，苍术 10 克，厚朴 10 克，泽泻 10 克，甘草 6 克。

【用法】水煎服，每天 2 次，每日 1 剂。

【功效】解表化湿，和胃止泻。

【主治】腹泻病（风寒泻）。

【来源】《贾六金中医儿科经验集》

❧ 贾六金自拟方 3 ❧

【组成】葛根 8 克，黄芩 6 克，黄连 4 克，茯苓 6 克，猪苓 6 克，炒苍术 6 克，炒白术 6 克，泽泻 6 克，砂仁 6 克，白蔻仁 6 克，甘草 6 克。

【用法】水煎服，每天 2 次，每日 1 剂。

【功效】清热利湿。

【主治】腹泻（湿热泻）。

【来源】《贾六金中医儿科经验集》

❧ 黎炳南自拟脾虚湿泻方 ❧

【组成】太子参 12 克，白术 4 克，茯苓 12 克，砂仁 3 克（后下），扁豆 15 克，葛根 12 克，怀山 12 克，乌梅 2 克，藿香 10 克，佩兰 10 克，甘草 6 克。

【用法】以水 1 碗半，煎至半碗，温分 3 服，可复煎。

【功效】健脾益气，化湿止泻。

【主治】腹泻病（脾虚泻）。

【来源】《黎炳南儿科经验集》

ᴥ·　黎炳南自拟补气益阴止泻方　·ᴥ

【组成】党参10克，麦冬8克，五味子4克，茯苓10克，白术4克，怀山12克，扁豆（炒）12克，乌梅3克，甘草4克。

【用法】以水1碗半，煎至半碗，温分3服，可复煎。

【功效】益气养阴，收敛止泻。

【主治】腹泻（变证之气阴两伤）。

【来源】《黎炳南儿科经验集》

ᴥ·　黎炳南自拟风寒湿泻方　·ᴥ

【组成】藿香12克，佩兰12克，砂仁3克（后下），防风5克，陈皮4克，茯苓15克，枳壳6克，苏叶5克，苡仁15克，甘草6克。

【用法】以水1碗半，煎至半碗，温分3服，可复煎。

【功效】疏风散寒，胜湿止泻。

【主治】腹泻（风寒夹湿泻）。

【来源】《黎炳南儿科经验集》

ᴥ·　黎炳南自拟伤食夹湿泻方　·ᴥ

【组成】藿香12克，佩兰10克，连翘8克，神曲10克，麦芽12克，枳壳6克，鸡内金6克，茯苓15克，苡仁15克，甘草5克。

【用法】以水1碗半，煎至半碗，温分3服，可复煎。

【功效】消食导滞，化湿和中。

【主治】腹泻（伤食夹湿泻）。

【来源】《黎炳南儿科经验集》

❧ ·金厚如自拟方1· ❧

【组成】党参9克，白术6克，茯苓9克，炮姜3克，肉蔻3克，焦曲9克，诃子6克。

【用法】水煎服，每天2次，每日1剂。

【功效】温中和胃，健脾止泻。

【主治】腹泻（寒泻）。

【来源】《金厚如儿科临床经验集》

❧ ·金厚如自拟方2· ❧

【组成】葛根3克，黄芩6克，尾连6克，木香3克，地榆6克，官桂1.5克，茯苓9克，杭芍9克，滑石9克，生甘草3克。

【用法】水煎服，每天2次，每日1剂。

【功效】清热和胃，调达气机。

【主治】腹泻（热泻）。

【来源】《金厚如儿科临床经验集》

❧ ·王静安自拟健胃运脾汤· ❧

【组成】苏梗9克，陈皮3克，苍术9克，广木香3克，黄连6克，白蔻9克，通草10克。

【用法】水煎服，每天2次，每日1剂。

【功效】健脾醒中渗湿。

【主治】腹泻（脾虚寒型）。

【来源】《王静安50年临证精要》

❧ ·刘东昇自拟方· ❧

【组成】苍术6克，厚朴1.5克，陈皮6克，枳壳3克，砂仁3

克，木香6克，焦三仙各18克，川黄连0.5克，猪苓6克，泽泻3克，云苓6克，车前子6克。

【用法】水煎服，每天2次，每日1剂。

【功效】健脾渗湿，消食止泻。

【主治】腹泻（伤食泻）。

【来源】《方证相应——济南中医儿科方证流派传承辑要》

❧ 孟宪兰自拟方 ❧

【组成】焦三仙各9克，陈皮6克，半夏6克，茯苓10克，苍术9克，厚朴6克，薏苡仁15克，炒莱菔子6克。

【用法】水煎服，每天2次，每日1剂。

【功效】消食和胃，运脾止泻。

【主治】腹泻（伤食泻）。

【来源】《孟宪兰儿科经验集》

❧ 史方奇自拟参连建化汤 ❧

【组成】党参6克，黄连3克，黄芩6克，干姜3克，法半夏3克，大枣6克，炙甘草3克，生扁豆10克，泽泻6克。

【用法】水煎服，每天2次，每日1剂。

【功效】益气健脾，升清降浊。

【主治】腹泻（脾虚久泻型）。

【来源】《首批国家级名老中医效验秘方精选（续集）》

第二节 外用方

❧ 外敷止泻方1 ❧

【组成】干姜、艾叶、小茴香各20克，川椒15克，鲜姜30克。

【用法】上药共为细末，以鲜姜30克，捣烂拌匀，敷小儿脐上，并用热水袋保持温度，昼夜连续，5日为1个疗程，或病愈为止。

【功效】散寒温肾止泻。

【主治】腹泻（虚寒及风寒泻）。

【来源】《古今中药外治高效验方1000首》

❧·外敷止泻方2·❧

【组成】肉桂、白头翁、马齿苋、小茴香各等份。

【用法】上药烘干，研末，麻油炼丹后入药粉收膏，每张药膏重3克，用时将膏药用文火烘化后，贴敷于神阙穴处。

【功效】散寒、清热、温肾止泻。

【主治】腹泻（各型泄泻）。

【来源】《古今中药外治高效验方1000首》

❧·泡足止泻方·❧

【组成】葛根50克，白扁豆100克，车前草150克。

【用法】上药加水2000毫升，水煎20~30分钟，取药液入盆，兑温开水以超过足踝为度，水温保持30℃左右，浸泡脚部30~60分钟，每日2~3次。

【功效】清热利湿止泻。

【主治】腹泻病（湿热泻）。

【来源】《古今中药外治高效验方1000首》

❧·敷脐散·❧

【组成】吴茱萸3克，食醋4毫升。

【用法】将吴茱萸研末，用食醋调成糊状，加温后摊于两层1.5厘米×1.5厘米的纱布上，将四周折起，贴于脐部，用纱布固定，12小时换药1次。

【功效】散寒止泻。

【主治】腹泻（寒证）。

【来源】《中医外治法大全》

牵牛敷脐散

【组成】牵牛子7粒。

【用法】先将牵牛子捣碎，用温开水调成糊状，临睡前敷于脐部，外用胶布固定，每日1换，3日为1个疗程。

【功效】消食止泻。

【主治】腹泻（伤食泻）。

【来源】《中药外治法》

丁香散

【组成】丁香30克，荜茇10克，胡椒5克，肉桂5克，吴茱萸5克，车前子20克。

【用法】先将上药磨成细粉，装瓶备用，用时取药粉0.1~0.3克，敷于脐部，外用胶布固定，每日1换，7日为1个疗程。

【功效】健脾利湿止泻。

【主治】腹泻（脾虚泻）。

【来源】《中药外治法》

外敷散

【组成】肉桂10克，补骨脂10克，广木香4克。

【用法】先将上药磨成细粉，加温开水调成糊状，敷于腰骶部，外用胶布固定，每日1换，7日为1个疗程。

【功效】温阳健脾止泻。

【主治】腹泻（脾肾阳虚泻）。

【来源】《中药外治法》

·丁桂散·

【组成】丁香1份，肉桂2份。

【用法】先将上药研成细末，每次取1~2克，用姜汁调成糊状，敷于脐部，外用胶布固定，每日1次。

【功效】健脾温中，散寒止泻。

【主治】腹泻（风寒泻、脾虚泻及脾肾阳虚泻）。

【来源】《中药外治法》

·清热罨脐散·

【组成】葱青6克，豆豉9克，风化硝15克，车前草15克，砂仁3克，田螺3枚，羊矢3枚，冰片0.6克。

【用法】除冰片外，将余药共捣如泥，摊在纱布上，再将冰片置于脐眼，余药覆盖在脐部，并用纱布固定。每次敷贴30~60分钟。

【功效】清热化湿，理气醒脾。

【主治】腹泻病（湿热型）。

【来源】《专科专病名医临证经验丛书——儿科病》

·曹宏自拟清肠止泻散·

【组成】苍术、苦参、黄连、炮姜。

【用法】将上述四种药物按照3∶2∶1∶0.5的比例混匀，醋调成糊状备用，每次用量以填满脐部为准，将适量药物涂抹在贴剂中心直径1.5厘米的圆心上，然后贴敷于神阙穴8小时，每日换药1次。

【功效】清热燥湿止泻。

【主治】腹泻（湿热型）。

【来源】中国肛肠病杂志，2016，36（5）

第九章 病毒性心肌炎

病毒性心肌炎是由病毒感染引起的心肌间质炎症细胞浸润和邻近的心肌细胞坏死、变性，有时病变也可累及心包或心内膜。临床表现轻重不一，临床可表现为心悸、胸闷、乏力、气短、面色苍白、多汗等症状，少数重症患者可发生心力衰竭并发严重心律失常、心源性休克。部分患者呈慢性进程，演变为扩张性心肌病。

本病中医的病因既有内因，又有外因。内因责之于素体正气亏虚，外因多由风温、湿热邪毒侵袭所致。心脉痹阻，气阴耗伤为主要病理变化，瘀血、痰浊为本病病理产物。临床常见中医分型为风热犯心、湿热侵心、气阴两虚、痰瘀互结、心阳虚衰。本病中医可参考"心悸""怔忡""胸痹"等治疗。

第一节 内服方

益气养阴活血方

【组成】黄芪15克，生地黄9克，麦冬9克，五味子9克，人参6克（另炖），玉竹9克，虎杖9克，苦参6克，桂枝6克，延胡索6克，三七粉3克（兑服），丹参12克，川芎9克，水蛭3克，炙甘草12克。

【用法】水煎分2次口服，每天1剂，连续治疗4周。

【功效】益气养阴活血。

【主治】病毒性心肌炎（气阴两虚型）。

【来源】中医药导报，2014，20（5）

❧· 宋祚民自拟方1 ·❧

【组成】北沙参15克，麦冬10克，五味子6克，鳖甲20克（先煎），生地黄10克，白芍12克，炙甘草6克，婆罗子10克，生龙骨、生牡蛎各15克（先煎）。

【用法】水煎服，每天2次，每日1剂。

【功效】补益气阴，重补其阴。

【主治】病毒性心肌炎（心阴不足型）。

【来源】《宋祚民中医儿科临证精要》

❧· 宋祚民自拟方2 ·❧

【组成】炙甘草10克，生黄芪10克，桂枝3克，百合10克，大枣6枚，茯苓15克，远志10克，石菖蒲10克，白芍12克，丹参10克，生龙骨、生牡蛎各15克（先煎）。

【用法】水煎服，每天2次，每日1剂。

【功效】益气养心。

【主治】病毒性心肌炎（心阳不足型）。

【来源】《宋祚民中医儿科临证精要》

❧· 宋祚民自拟方3 ·❧

【组成】太子参6克，北沙参15克，生黄芪10克，鳖甲10克（先煎），麦冬10克，五味子6克，黄精10克，炙甘草10克，白芍10克，菖蒲10克，远志10克，当归10克，生龙骨、生牡蛎各15克（先煎）。

【用法】水煎服，每天2次，每日1剂。

【功效】双补阴阳，益气养血。

【主治】病毒性心肌炎（气阴两虚型）。

【来源】《现代中医临证经验辑粹——儿科疾病》

赵心波自拟方

【组成】淡竹叶6克，生石膏15克，麦冬10克，清半夏3克，五味子10克，人参6克，连翘10克，生甘草3克，远志6克，柏子仁6克。

【用法】水煎服，每天2次，每日1剂。

【功效】清热生津，益气养心。

【主治】病毒性心肌炎（热邪扰心型）。

【来源】《赵心波儿科临床经验选编》

刘清贞自拟生脉保元败毒散

【组成】党参10克，北沙参10克，麦冬10克，五味子6克，黄芪10克，炙甘草12克，白芍10克，炒白术6克，杏仁6克，桔梗10克，前胡10克，枇杷叶10克，紫菀10克，浙贝母10克。

【用法】水煎服，每天2次，每日1剂。

【功效】养阴和营，托毒外出。

【主治】病毒性心肌炎（心气不足型）。

【来源】《方证相应——济南中医儿科方证流派传承辑要》

崔文成自拟炙甘草参芪仙丹方

【组成】炙甘草15克，桂枝3克，麦冬15克，黑芝麻10克，党参10克，生地黄15克，阿胶10克，黄芪20克，苦参10克，板蓝根20克，丹参10克，炒白芍15克，炒三仙各6克，当归6克，生白术10克，砂仁3克，生姜3片，大枣15枚。

【用法】水煎服，每天2次，每日1剂。

【功效】益气养血，滋阴复脉。

【主治】病毒性心肌炎（营血滞涩型）。

【来源】《方证相应——济南中医儿科方证流派传承辑要》

～· 孟宪兰自拟方1 ·～

【组成】黄芪15克，白术10克，茯苓15克，桂枝5克，党参10克，柏子仁9克，五味子6克，远志6克，炙甘草5克。

【用法】水煎服，每天2次，每日1剂。

【功效】补气养心调律。

【主治】病毒性心肌炎（心气不足型）。

【来源】《孟宪兰儿科经验集》

～· 孟宪兰自拟方2 ·～

【组成】黄芪10克，党参10克，茯苓15克，沙参10克，麦冬10克，五味子6克，丹参9克，苦参6克，柏子仁10克，石菖蒲9克，炙甘草3克。

【用法】水煎服，每天2次，每日1剂。

【功效】补气养阴，养心调律。

【主治】病毒性心肌炎（气阴两虚型）。

【来源】《孟宪兰儿科经验集》

～· 胡文宝自拟银翘降香汤 ·～

【组成】金银花15克，郁金12克，丹参9克，葛根8克，台参6克，青皮、连翘、炒山楂各5克，降香3克。

【用法】水煎服，每天2次，每日1剂。

【功效】清热解毒养心。

【主治】病毒性心肌炎（风热型）。

【来源】《儿科病证治精要》

王乐平自拟玉竹葛根宁心汤

【组成】玉竹12克，葛根、太子参、丹参、麦冬、降香、枣仁各10克，沉香3克（后入）。

【用法】水煎服，每天2次，每日1剂。

【功效】养阴补气宁心。

【主治】病毒性心肌炎（气阴两虚型）。

【来源】天津医药，1996，24（3）

陈建平自拟参芪麦味汤

【组成】党参、黄芪、当归、柏子仁、白芍、生地、炙甘草各10克，麦冬、五味子、丹参各6克。

【用法】水煎服，每天2次，每日1剂。

【功效】养阴补气宁心。

【主治】病毒性心肌炎（气阴两虚型）。

【来源】《儿科病证治精要》

李红生自拟加减银翘散

【组成】金银花、连翘各12克，板蓝根15克，牛蒡子、玄参、太子参各10克，薄荷、丹参、甘草各6克，苦参6克，茵陈10克。

【用法】水煎服，每天2次，每日1剂。

【功效】清热解毒，护心复脉。

【主治】病毒性心肌炎（外感邪毒型）。

【来源】《现代中医临证经验辑粹——儿科疾病》

孙福军自拟解毒养心汤

【组成】柴胡、玉竹、远志、白术各10克，茵陈蒿、板蓝根、黄芪、珍珠母、紫石英各30克，连翘、丹参各15克，葛根、紫参、麦冬各12克。

【用法】水煎服，每天2次，每日1剂。

【功效】清热解毒，养心复脉。

【主治】病毒性心肌炎（热毒、湿毒及气阴两伤型）。

【来源】四川中医，2004，22（10）

❧ 周永良自拟三参养心汤 ❧

【组成】黄芪、珍珠母（先煎）、紫石英（先煎）、淮小麦各30克，西洋参、苦参各6克，丹参、生地黄各15克，川连3克，炙甘草12克，酸枣仁、柏子仁各10克。

【用法】水煎服，每天2次，每日1剂。

【功效】补气养阴，复脉养心。

【主治】病毒性心肌炎（气阴两虚型）。

【来源】陕西中医，2002，23（2）

第二节　外用方

❧ 外敷方 ❧

【组成】黄芪20份，沙参15份，丹参20份，党参15份，苦参10份，冰片1份。

【用法】制成贴膏，敷贴于膻中、巨阙、厥阴俞、心俞穴。每日1次，10次为1个疗程，连用3疗程。

【功效】益气养心滋阴。

【主治】病毒性心肌炎（气阴两伤型）。

【来源】中医针灸，2003，23（5）

第十章　急性肾小球肾炎

　　急性肾小球肾炎，病因不一，是临床表现为急性起病，多有前驱感染，以血尿为主，伴不同程度蛋白尿，可有水肿、高血压或肾功能不全等特点的肾小球疾病。大多数属A组β溶血性链球菌急性感染后引起的免疫复合物性肾小球肾炎。轻者可无临床症状，仅见镜下血尿；重者可呈急进性过程，短期内出现肾功能不全。

　　本病中医的主要病因为外感风邪、湿热、疮毒，导致肺、脾、肾三脏功能失调，其中以肺、脾功能失调为主。风热毒与水湿互结，通调、运化、开阖失司，水液代谢障碍而为肿；热伤下焦血络而致尿血。常见临床分型为风水相搏、湿热内侵、阴虚邪恋、气虚邪恋。本病多参照中医"尿血""水肿"等治疗。

第一节　内服方

～ 王伯岳自拟越皮汤 ～

　　【组成】麻黄6克，紫苏6克，茯苓皮9克，泽泻9克，苍术6克，防己6克，生姜6克，甘草梢3克。

　　【用法】水煎服，每天2次，每日1剂。

　　【功效】祛风利湿。

　　【主治】急性肾小球肾炎（风水相搏）。

　　【来源】《王伯岳医学全集》

❧·　王伯岳自拟麻连汤　·❧

【组成】麻黄6克，连翘9克，赤小豆9克，生石膏12克，知母6克，黄柏6克，苦杏仁9克，甘草3克，滑石粉9克。

【用法】水煎服，每天2次，每日1剂。

【功效】祛风清利。

【主治】急性肾小球肾炎（湿热内侵）。

【来源】《王伯岳医学全集》

❧·　赵心波自拟方1　·❧

【组成】麻黄3克，生石膏15克，生草3克，生姜6克，大枣3枚，苏叶6克，茯苓10克，腹皮10克。

【用法】水煎服，每天2次，每日1剂。

【功效】辛温解表，通阳利湿。

【主治】急性肾小球肾炎（风湿型）。

【来源】《赵心波儿科临床经验选编》

❧·　赵心波自拟方2　·❧

【组成】川连2.4克，黄柏5克，黄芩10克，猪苓10克，白术10克，泽泻10克，蒲公英10克，滑石12克，通草6克，生草3克，海金沙10克。

【用法】水煎服，每天2次，每日1剂。

【功效】清热解毒，利湿消肿。

【主治】急性肾小球肾炎（湿毒型）。

【来源】《赵心波儿科临床经验选编》

❧·　赵心波自拟方3　·❧

【组成】龙胆草6克，通草3克，泽泻10克，柴胡5克，车前子10克，生地12克，当归6克，生草3克，栀子6克，黄芩6克。

【用法】水煎服，每天2次，每日1剂。

【功效】清热凉血平肝。

【主治】急性肾小球肾炎（肝亢型）。

【来源】《赵心波儿科临床经验选编》

王静安自拟消肿通利汤

【组成】苏叶10~15克，连翘10克，藿香6克，白薇30克，萹蓄30克，瞿麦30克，车前草30克，车前子30克，通草10克，滑石30克，白茅根30克，仙鹤草30克，大蓟15~30克，小蓟15~30克，炒槐角10克，炒地榆10~15克，白蔻3~6克，炒麦芽30克，炒谷芽30克，薏苡仁15克，茯苓皮30克，郁金10克，陈皮6克，姜黄12克。

【用法】水煎服，每天2次，每日1剂。

【功效】宣肺解表，清热除湿，运脾温肾，通阳利水。

【主治】急性肾小球肾炎（外感风水、湿热型）。

【来源】《王静安50年临证精要》

孟宪兰自拟急性肾炎方

【组成】木贼9克，金银花10克，连翘10克，赤小豆10克，浮萍6克，猪苓10克，泽泻9克，五加皮9克，陈皮9克，石韦6克，芦根6克。

【用法】水煎服，每天2次，每日1剂。

【功效】疏风解表，利水消肿。

【主治】急性肾小球肾炎（外邪袭表型）。

【来源】《孟宪兰儿科经验集》

孟宪兰自拟慢性肾炎方

【组成】太子参10克，白术10克，茯苓10克，芡实10克，薏苡仁15克，陈皮9克，五加皮10克，大腹皮6克，生姜皮2克，桂枝3克，猪苓10克，泽泻9克，山药15克，紫河车2克。

【用法】水煎服，每天2次，每日1剂。

【功效】健脾益肾，利水消肿。

【主治】急性肾小球肾炎（脾肾亏虚型）。

【来源】《孟宪兰儿科经验集》

符永越自拟疏利消毒汤

【组成】麻黄、杏仁、桔梗、蝉蜕各6克，连翘、大腹皮、车前子各10克，赤小豆、薏苡仁、白茅根各15克。

【用法】水煎服，每天2次，每日1剂。

【功效】疏风宣肺利尿，清热解毒。

【主治】急性肾小球肾炎（风邪阻肺、热毒内蕴型）。

【来源】《儿科病证治精要》

符永越自拟萆薢退白汤

【组成】桂枝、萆薢、赤小豆、薏苡仁各15克，猪苓、茯苓、扁豆、怀山药、白术各10克，党参、黄芪各15克，补骨脂10克。

【用法】水煎服，每天2次，每日1剂。

【功效】温肾健脾，散寒化湿消肿。

【主治】急性肾小球肾炎（脾肾阳虚、寒凝湿困型）。

【来源】辽宁中医杂志，1993，20（5）

符永越自拟淡豉消红汤

【组成】生地、藕节、怀山药、白茅根、淡豆豉、旱莲草各15

克，丹皮、茜根、小蓟各10克，蝉蜕6克。

【用法】水煎服，每天2次，每日1剂。

【功效】化瘀通络，扶正祛邪。

【主治】急性肾小球肾炎（正虚邪恋、瘀热阻络型）。

【来源】辽宁中医杂志，1993，20（5）

～·邹添莲自拟方1·～

【组成】金银花、麦冬各9克，连翘6克，赤小豆12克，白茅根30克，蝉衣10克，淡竹叶5克，野菊花5克，茜草9克，侧柏叶6克。

【用法】水煎服，每天2次，每日1剂。

【功效】清热祛邪。

【主治】急性肾小球肾炎（邪郁肺卫型）。

【来源】福建中医药，1997，28（3）

～·邹添莲自拟方2·～

【组成】蒲公英10克，杏仁5克，栀子6克，赤小豆15克，滑石18克，通草3克，茅根30克，茯苓10克，忍冬藤10克，生甘草5克，益母草10克，丹参9克，琥珀3克（冲服）。

【用法】水煎服，每天2次，每日1剂。

【功效】宣通上焦，清热化湿。

【主治】急性肾小球肾炎（肺脾湿热型）。

【来源】福建中医药，1997，28（3）

～·邹添莲自拟方3·～

【组成】黄芪15克，党参10克，白术5克，怀山药12克，猪苓7克，茯苓12克，泽泻9克，赤小豆12克，陈皮9克，益母草10克，丹参9克，琥珀3克（冲服）。

【用法】水煎服，每天2次，每日1剂。

【功效】补气健脾。

【主治】急性肾小球肾炎（肺脾气虚型）。

【来源】福建中医药，1997，28（3）

第二节　外用方

❧ 二丑方 ❧

【组成】黑丑、煅白丑、煅牙皂各75克，木香、乳香、没药、沉香各9克，琥珀3克。

【用法】上药用砂糖共研细末，调和成糊状，外贴气海穴，胶布固定，每2日换药1次。

【功效】利湿消肿，活血化瘀。

【主治】急性肾小球肾炎（急性期水肿）。

【来源】《中医药学高级丛书——中医儿科学》

❧ 麻蒜外敷方 ❧

【组成】紫皮大蒜1枚，蓖麻子60粒。

【用法】上药共捣糊状，分2等份，分别敷于双腰部及足心，外用纱布包扎固定，为避免蒸发减低效力，可用塑料膜外覆在药物上，敷1周为1个疗程，每周换1次。

【功效】利湿消肿。

【主治】急性肾小球肾炎（急性期各型水肿）。

【来源】《中医药学高级丛书——中医儿科学》

～·淋浴方·～

【组成】羌活、麻黄、苍术、柴胡、紫苏梗、防风、荆芥、牛蒡子、柳枝、忍冬藤、葱白各适量。

【用法】加水煮上药，待药液煎至适量取出时令其降至40℃时淋浴，汗出即可，每日1次。

【功效】发汗利湿消肿。

【主治】急性肾小球肾炎（风水型）。

【来源】《中医药学高级丛书——中医儿科学》

第十一章　肾病综合征

肾病综合征是一组由多种原因引起的肾小球基底膜通透性增加，导致血浆内大量蛋白质从尿中丢失的临床综合征。临床有以下四大特点：大量蛋白尿、低白蛋白血症、高脂血症、明显水肿。前两项为必备条件。部分病例晚期可有肾小管功能障碍，出现酸中毒、氨基酸尿等。

中医认为本病属水肿范畴，且多属阴水，以肺脾肾三脏虚弱为本。小儿禀赋不足，久病体虚，外邪入里，致肺脾肾三脏亏虚。而三脏功能虚弱，气化、运化功能失常，封藏失职，精微外泄，水液停聚则是本病的主要发病机理。常见临床分型为：肺脾气虚、脾肾阳虚、肝肾阴虚、气阴两虚，标证（外感风邪、水湿、湿热、血瘀、湿浊）。中医可按照"阴水""水肿""肿胀"治疗。

第一节　内服方

～ 贾六金自拟方 ～

【组成】生地黄10克，山药10克，山茱萸10克，茯苓10克，牡丹皮10克，泽泻10克，厚朴10克，白术10克，木瓜10克，木香10克，草果仁8克，大腹皮10克，槟榔8克，附子8克，干姜8克，甘草6克。

【用法】水煎服，每天2次，每日1剂。

【功效】益肾健脾，行气利水。

【主治】肾病综合征（脾肾阳虚型）。

【来源】《贾六金中医儿科经验集》

黎炳南自拟方

【组成】桑叶8克，苍耳子8克，青黛3克，海蛤粉15克，泽泻15克，茯苓15克，鱼腥草15克，北杏仁8克，肉苁蓉10克，旱莲草8克，肉桂4克，杜仲8克。

【用法】水煎服，每天2次，每日1剂。

【功效】疏散风热，补肾利水。

【主治】肾病综合征（标证外感风邪）。

【来源】《黎炳南儿科经验集》

赵心波自拟方1

【组成】云苓10克，肉桂5克，炒白术10克，炙草6克，泽泻10克，陈皮6克，姜皮3克，大腹皮6克，熟附子6克，冬瓜皮10克。

【用法】水煎服，每天2次，每日1剂。

【功效】辛温理脾，通阳利湿。

【主治】肾病综合征（寒湿型）。

【来源】《赵心波儿科临床经验选编》

赵心波自拟方2

【组成】云苓10克，白术6克，木瓜6克，大腹皮6克，熟附子10克，川朴5克，炮姜6克，木香3克，砂仁3克，党参10克，草蔻3克，炙甘草6克。

【用法】水煎服，每天2次，每日1剂。

【功效】温阳益气，健脾逐湿。

【主治】肾病综合征（脾虚型）。

【来源】《赵心波儿科临床经验选编》

·赵心波自拟方3·

【组成】肉桂3克，附子6克，山萸肉10克，山药10克，熟地12克，云苓10克，泽泻6克，冬瓜皮10克，肉苁蓉10克，姜皮5克，大腹皮6克。

【用法】水煎服，每天2次，每日1剂。

【功效】温肾利水。

【主治】肾病综合征（肾虚型）。

【来源】《赵心波儿科临床经验选编》

·赵心波自拟方4·

【组成】车前子10克，川牛膝10克，肉桂6克，熟附子6克，熟地12克，山萸肉10克，炒白术6克，山药10克，丹皮6克，云苓10克，泽泻10克。

【用法】水煎服，每天2次，每日1剂。

【功效】温肾通阳，健脾利水。

【主治】肾病综合征（脾肾两虚型）。

【来源】《赵心波儿科临床经验选编》

·黄芪杏仁鲤鱼汤·

【组成】生黄芪60克，桑白皮、杏仁各15克，生姜3片，鲤鱼1尾（约250克）。

【用法】将鲤鱼去鳞及内脏同上药一起煎煮至熟，去药渣食鱼喝汤。

【功效】温阳益气，健脾逐湿。

【主治】肾病综合征（脾虚湿困型）。

【来源】《中医儿科学临床研究》

❧· 刘弼臣自拟鱼腥草汤 ·❧

【组成】鱼腥草、半枝莲、益母草、车前草各15克，倒扣草、白茅根各30克，灯心草1克。

【用法】水煎服，每天2次，每日1剂。

【功效】清热解毒，行气利水。

【主治】肾病综合征（湿困、湿浊型）。

【来源】山西中医杂志，1994，10（3）

❧· 刘弼臣自拟方 ·❧

【组成】党参10克，黄芪10克，炒白术10克，茯苓10克，炒苡米15克，炙甘草3克，泽泻10克，紫苏叶6克，五加皮10克，生姜2片，大枣5枚。

【用法】按照水∶中药＝1∶4的比例浸泡30分钟，随后用水煎煮，每日1剂，早晚分服。

【功效】健脾祛湿，利水消肿

【主治】肾病综合征（脾虚湿盛型）。

【来源】《全国名老中医验方选集》

❧· 张丽娜自拟肾复汤 ·❧

【组成】生、熟地各15克，山药15克，山萸肉10克，茯苓10

克，泽泻 10 克，穿山龙 12 克，徐长卿 15 克，虎杖 12 克，制首乌 12 克，淫羊藿 10 克，三七粉 3 克（冲服）。

【用法】 水煎服，每天 2 次，每日 1 剂。

【功效】 补肾健脾，活血化瘀。

【主治】 肾病综合征（脾肾阳虚兼以血瘀型）。

【来源】 河北中医，1997，19（2）

❧ 张丽娜自拟三五饮 ❧

【组成】 银花 8 克，菊花 10 克，蒲公英 10 克，猪苓 10 克，茯苓 10 克，桑白皮 10 克，大腹皮 6 克，白术 10 克，僵蚕 6 克，蝉蜕 6 克，益母草 30 克，茜草根 10 克。

【用法】 水煎服，每天 2 次，每日 1 剂。

【功效】 清热利湿，健脾利水。

【主治】 肾病综合征（皮水期）。

【来源】《现代中医临证经验辑粹——儿科疾病》

❧ 臧青运自拟肾病方 ❧

【组成】 野菊花 30 克，蒲公英 15 克，苦地丁 10 克，天葵子 6 克，半枝莲 10 克，半边莲 10 克，石韦 10 克，草薢 10 克，雷公藤 6 克，黄芪 10 克，黄精 10 克，党参 10 克，丹参 10 克，甘草 6 克。

【用法】 水煎服，每天 2 次，每日 1 剂。

【功效】 补气化湿，清热解毒。

【主治】 肾病综合征（气虚邪恋型）。

【来源】《儿科病证治精要》

❧·潘铭自拟方·❧

【组成】知母9克，黄柏6克，生地12克，山药12克，山萸肉9克，女贞子9克，丹参9克，泽泻9克，何首乌9克，猪苓9克，焦楂9克，枸杞子12克。

【用法】水煎服，每天2次，每日1剂。

【功效】滋补肝肾，育阴潜阳。

【主治】肾病综合征（肝肾阴虚型）。

【来源】《现代中医临证经验辑粹——儿科疾病》

❧·李鑫自拟方·❧

【组成】熟附片、茯苓、泽泻、黄芪、益母草各30克，白术、猪苓、白芍各15克，生姜、大腹皮各20克，肉桂3克。

【用法】按照水：中药＝1∶4的比例浸泡30分钟，随后用水煎煮，每日1剂，早晚分服。

【功效】益气健脾，利水消肿。

【主治】肾病综合征（水气泛溢型）。

【来源】《全国名老中医验方选集》

❧·马莲湘自拟方·❧

【组成】茯苓皮、大腹皮、苍术各6克，冬瓜皮、夏枯草、野菊花、车前草各9克，薏苡仁12，白茅根15克，玉米须30克。

【用法】按照水=中药＝1∶4的比例浸泡30分钟，随后用水煎煮，每日1剂，早晚分服。

【功效】健脾利水。

【主治】肾病综合征（脾虚湿困型）。

【来源】《全国名老中医验方选集》

第二节　外用方

❦·消水膏·❦

【组成】大活田螺1个，生大蒜1片，鲜车前草1根。

【用法】将田螺去壳，用大蒜瓣和鲜车前草捣烂成膏状，取适量敷于脐部，外用纱布覆盖，胶布固定。待小便增多，水肿消失时，即去掉药膏。

【功效】通利小便消肿。

【主治】肾病综合征（轻度水肿）。

【来源】《中医儿科学临床研究》

❦·逐水散·❦

【组成】甘遂、芫花、大戟各等量。

【用法】上药共研成细末，每次取1~3克，置于脐部，外用纱布覆盖，胶布固定，每日换药1次，10次为1个疗程。

【功效】通利小便消肿。

【主治】肾病综合征（水肿）。

【来源】《中医儿科学临床研究》

❦·腹水糊·❦

【组成】商陆100克，麝香1克，葱白或鲜姜适量。

【用法】将商陆研细末，每次取3~5克，葱白1根，捣碎成膏，在加凉开水适量，调成糊状，加麝香粉0.1克，放入神阙穴内，再将调好的药糊敷在上面，外敷纱布，胶布固定，每天换药1次，7

天为1个疗程。

【功效】通利小便消肿。

【主治】肾病综合征（标证水湿及湿浊）。

【来源】《医林漫笔》

第十二章 遗 尿

遗尿是指5岁以上的小儿不能自主控制排尿，经常睡中小便，醒后方觉的无意识排尿，因此又称夜间遗尿症。学龄儿童可因白天游戏玩耍过度，夜晚熟睡不醒，偶尔发生遗尿，均非病态。年龄超过5岁的儿童，睡中经常遗尿，轻者数夜一次，重者可一夜数次，则为病态。本病多见于10岁以下的儿童，男孩多于女孩，部分有家族遗传倾向。长期遗尿，可影响小儿身心健康发育。

中医病因责之先天禀赋不足，后天久病失调；肺、脾、肾功能不足；心肾不交、肝经湿热下注。其中尤以肾气不固、下元虚寒所致的遗尿最为多见。临床常见分型：下元虚寒，肺脾气虚，心肾失交，肝经湿热。本病可参考中医"遗尿"治疗。

第一节 内服方

·夜尿汤·

【组成】桑螵蛸、补骨脂、覆盆子、菟丝子、益智仁、当归各5克，炙麻黄1克，麸炒山药8克，炙黄芪10克。

【用法】水煎服，每天2次，每日1剂。

【功效】温补脾肾，醒神止遗。

【主治】遗尿（脾肾阳虚型）。

【来源】药学研究，2016，35（2）

❧· 宋祚民自拟方1 ·❧

【组成】炙黄芪15克，太子参10克，云茯苓12克，白术6克，山药10克，陈皮6克，芡实6克，鸡内金10克，益智仁10克，甘草6克。

【用法】水煎服，每天2次，每日1剂。

【功效】健脾益气止遗。

【主治】遗尿（肺脾气虚）。

【来源】《宋祚民中医儿科临证精要》

❧· 宋祚民自拟方2 ·❧

【组成】益智仁10克，补骨脂10克，肉桂3克，桑螵蛸10克，覆盆子10克，菟丝子10克，乌药10克，芡实10克，莲子10克，石菖蒲10克，远志6克，鸡内金10克。

【用法】水煎服，每天2次，每日1剂。

【功效】温肾健脾，固精止遗。

【主治】遗尿（下元虚寒）。

【来源】《宋祚民中医儿科临证精要》

❧· 宋祚民自拟方3 ·❧

【组成】滑石10克，生甘草6克，黄柏6克，苍术10克，川萆薢10克，通草3克，竹叶3克，萹蓄10克，瞿麦10克，白果10克，鸡内金6克，茯苓15克。

【用法】水煎服，每天2次，每日1剂。

【功效】清热祛湿止遗。

【主治】遗尿（肝经湿热）。

【来源】《宋祚民中医儿科临证精要》

贾六金自拟方1

【组成】乌药10克，益智仁10克，山药10克，菟丝子10克，五味子10克，枸杞子10克，覆盆子10克，车前子10克。

【用法】水煎服，每天2次，每日1剂。

【功效】固肾缩尿，补肾益精。

【主治】遗尿（下元虚寒）。

【来源】《贾六金中医儿科经验集》

贾六金自拟方2

【组成】熟地10克，山药10克，山萸肉10克，乌药10克，益智仁10克，桑螵蛸10克，远志10克，石菖蒲10克，补骨脂10克，菟丝子10克，生麻黄4克，甘草6克。

【用法】水煎服，每天2次，每日1剂。

【功效】补肾益气，开窍醒神，固涩缩尿。

【主治】遗尿（心肾失交）。

【来源】《贾六金中医儿科经验集》

赵心波自拟方1

【组成】桑螵蛸10克，金樱子6克，黄芪10克，益智仁10克，茯苓12克，泽泻10克，升麻5克，覆盆子10克，党参10克。

【用法】水煎服，每天2次，每日1剂。

【功效】培元益肾固涩。

【主治】遗尿（肾气不足、下元虚冷型）。

【来源】《赵心波儿科临床经验选编》

赵心波自拟方2

【组成】党参10克，炙黄芪12克，白术6克，茯苓12克，五味子6克，升麻6克，生牡蛎15克，桑螵蛸12克。

【用法】水煎服，每天2次，每日1剂。

【功效】健脾益气收涩。

【主治】遗尿（肺脾气虚）。

【来源】《赵心波儿科临床经验选编》

·黎炳南自拟固肾缩泉汤·

【组成】补骨脂10克，党参15克，麦冬12克，益智仁10克，五味子6克，桂枝8克，白芍12克，龙骨20克（先煎），炙甘草6克。

【用法】水煎服，每天2次，每日1剂。

【功效】温肾健脾，固涩小便。

【主治】遗尿（下元虚冷）。

【来源】《黎炳南儿科经验集》

·王静安自拟鸡肠散·

【组成】菟丝子15克，小茴5克，上安桂5克，补骨脂15克，枸杞15克，萆薢10克，胡芦巴15克，益智仁10克。

【用法】水煎服，每天4次，每日1剂。

【功效】温补下元，固涩小便。

【主治】遗尿（下元虚寒、肺脾气虚型）。

【来源】《王静安50年临证精要》

·王静安自拟方·

【组成】菖蒲10克，郁金9克，制南星6~9克，菟丝子15克，小茴5克，上安桂5克，补骨脂15克，枸杞15克，萆薢10克，胡芦巴15克，益智仁10克。

【用法】水煎服，每天2次，每日1剂。

【功效】涤痰开窍醒神。

【主治】遗尿（痰湿内蕴型）。

【来源】《王静安50年临证精要》

◈ · 刘东昇自拟方 · ◈

【组成】益智仁9克，补骨脂6克，大青盐3克，五味子3克，龙齿9克，桑螵蛸9克，熟附子3克，肉桂3克，夜交藤6克，生牡蛎6克，远志3克，茯苓6克。

【用法】水煎服，每天2次，每日1剂。

【功效】固元温运。

【主治】遗尿（下元虚寒型）。

【来源】《方证相应——济南中医儿科方证流派传承辑要》

◈ · 刘谟梧自拟遗尿方 · ◈

【组成】补骨脂12克，益智仁、桑螵蛸、钩藤各9克，麻黄4克，升麻3克，胡桃仁3个。

【用法】水煎服，每天2次，每日1剂。

【功效】固肾缩尿。

【主治】遗尿（下元虚寒型）。

【来源】《方证相应——济南中医儿科方证流派传承辑要》

◈ · 杨献春自拟止遗方 · ◈

【组成】桑螵蛸9克，益智仁9克，乌药6克，龙骨15克，龟甲9克，补骨脂6克，党参9克，熟地黄9克，茯神9克，远志6克，石菖蒲9克，山药12克。

【用法】水煎服，每天2次，每日1剂。

【功效】调补肾气，涩精止遗。

【主治】遗尿（肾气不足证）。

【来源】《方证相应——济南中医儿科方证流派传承辑要》

·孟宪兰自拟遗尿方·

【组成】益智仁10克，熟地12克，山药15克，山萸肉9克，桑螵蛸10克，覆盆子10克，五味子6克，金樱子5克，桑椹6克。

【用法】水煎服，每天2次，每日1剂。

【功效】补肾固摄。

【主治】遗尿（肾虚下元不固型）。

【来源】《孟宪兰儿科经验集》

·关幼波自拟固肾缩泉汤·

【组成】淡附片10克，鹿角霜15克，胡桃3枚，生黄芪15克，熟地12克，白芍15克，当归10克，五味子10克，芡实12克，乌梅10克，生牡蛎15克，生龙骨15克，石榴皮10克，首乌12克，分心木12克。

【用法】水煎服，每天2次，每日1剂。

【功效】温阳固肾，补气养血。

【主治】遗尿（肾虚不固型）。

【来源】《首批国家级名老中医效验秘方精选（续集）》

徐小洲自拟徐氏小儿遗尿验方·

【组成】补骨脂10克，金樱子10克，防风10克，藁本10克，浮萍10克，石菖蒲10克，甘草5克。

【用法】水煎服，每天2次，每日1剂。

【功效】温阳固肾，宣发肺气。

【主治】遗尿（肾虚不固型）。

【来源】《首批国家级名老中医效验秘方精选（续集）》

～ · 刘云山自拟补肾止尿汤 · ～

【组成】熟地2克，山药2克，茯苓2克，泽泻1克，丹皮1克，山萸肉3克，肉桂1克，西洋参2克，补骨脂5克，益智仁2克，桑螵蛸5克，白果3克。

【用法】以上是5~10岁用量。每剂煎2次，第一次加水500毫升，煎沸40分钟取药汁100毫升；第2次加水450毫升，煎沸35分钟取药汁100毫升，两煎药汁混匀分早晚2次温服。

【功效】温阳固肾。

【主治】遗尿（肾阳虚衰型）。

【来源】《刘云山儿科秘录》

金厚如自拟缩泉一号方 · ～

【组成】桑螵蛸9克，莲子心3克，菟丝子12克，菖蒲3克，覆盆子9克，乌药6克，分心木6克，灯心草1.5克，黄连3克。

【用法】水煎服，每天2次，每日1剂。

【功效】补脾益肾止遗。

【主治】遗尿（脾肾不足型）。

【来源】《金厚如儿科临床经验集》

金厚如自拟缩泉二号方 · ～

【组成】桑螵蛸9克，五味子6克，菟丝子12克，牡蛎15克，覆盆子9克，炙黄芪9克，桂枝6克，分心木6克。

【用法】水煎服，每天2次，每日1剂。

【功效】收敛固涩，补脾益气。

【主治】遗尿（肾气虚型）。

【来源】《金厚如儿科临床经验集》

ᲈᕫ· 秦艳虹自拟止遗散 ·ᕫᲈ

【组成】补骨脂30克，山药、乌药、益智仁、远志、淫羊藿、酒炙肉苁蓉、菟丝子、白术、茯苓、桔梗、淡豆豉各10克，石菖蒲、姜半夏、胆南星各6克。

【用法】水煎服，每天2次，每日1剂。

【功效】温补脾肾，固摄止遗，先后天同治。

【主治】遗尿（脾肾两虚型）。

【来源】中医儿科杂志，2020，16（3）

第二节 外用方

ᲈᕫ· 外敷神阙方 ·ᕫᲈ

【组成】硫黄30克，大葱120克。

【用法】硫黄研末，再和大葱共捣入泥，烘热，装纱布袋，敷脐，外用纱布包裹，或用胶布固定。每晚1次，连敷7~10天。

【功效】温肾止遗。

【主治】遗尿（下元虚寒）。

【来源】《中医外治法集要》

ᲈᕫ· 王不留行贴敷 ·ᕫᲈ

【组成】王不留行籽适量。

【用法】耳穴取膀胱、肾、脾、胃、心、神门、脑点。常规消毒一侧耳郭，将王不留行籽粘在0.5厘米×0.5厘米的胶布上，对准以上所选穴位贴压。嘱每日按压3次，每次5分钟，睡前必须按压1次。每6日两耳交替贴压1次。治疗期间定时唤醒小儿小便。

【功效】健脾温肾，固涩止遗。

【主治】遗尿（各型）。

【来源】《古今中药外治高效验方1000首》

·❧ 自拟贴脐散 ❧·

【组成】安桂粉1.5克，小茴香粉1.5克。

【用法】将干药粉调湿放入脐中，用五层布将药压紧，让药自然吸收，1日1换，5日为1个疗程，遗尿可止。

【功效】温肾祛寒，固涩止遗。

【主治】遗尿（肾阳闭阻型）。

【来源】《王静安50年临证精要》

·❧ 外贴散 ❧·

【组成】菟丝子30克，桂枝12克，五味子12克，车前子12克，石菖蒲20克，樟脑3克，牡蛎12克，金樱子30克。

【用法】将药物研成细末，用凡士林或姜汁调成糊状，外敷关元及涌泉穴。

【功效】固肾缩尿止遗。

【主治】遗尿（肾虚不固）。

【来源】《中医外治法大全》

❧·五倍子散1·❧

【组成】五倍子5克，五味子3克，菟丝子10克，食醋适量。

【用法】先将上药磨成细粉，在加入食醋调成糊状，敷于脐部，外用纱布覆盖，胶布固定，1日1换，5日为1个疗程。

【功效】益气固肾止遗。

【主治】遗尿（肾气不固型）。

【来源】《中药外治法》

❧·五倍子散2·❧

【组成】五倍子、何首乌各30克。

【用法】先将上药研成细粉，加入食醋调成糊状，外敷脐部，以纱布覆盖，外用胶布固定，每晚一次，次晨取下，1日1换，3~5日为1个疗程。

【功效】益气固肾止遗。

【主治】遗尿（肾气不固型）。

【来源】《中医儿科学临床研究》

❧·敷脐药饼·❧

【组成】麻黄3克，益智仁1.5克，肉桂1.5克，食醋适量。

【用法】先将上药磨成细粉，在加入食醋调匀，敷于脐部，外用纱布覆盖，胶布固定，36小时后取下，以后每间隔6~12小时，再用上药敷脐部，连敷3~5次。

【功效】健脾益气，收涩止遗。

【主治】遗尿（肺脾气虚型）。

【来源】《中药外治法》

外敷散

【组成】白芍10克，白术12克，白及10克，白矾3克，连须葱白10根。

【用法】先将上药磨成细粉，再把葱白捣烂如泥，加入药粉调成糊状，外敷关元及双涌泉穴，胶布固定，1日1换，5日为1个疗程。

【功效】健脾益气，收涩止遗。

【主治】遗尿（肺脾气虚型）。

【来源】《中药外治法》

遗尿散方

【组成】桑螵蛸10克，生麻黄5克，益智仁5克，五味子5克，五倍子5克，肉桂5克，生牡蛎10克。

【用法】上药混匀研细末，每晚取药5克，用食醋调成膏状，外敷脐部，外用胶布固定。贴敷24小时，隔日一贴，连贴4次，以后改为每周贴1次，连贴3次。

【功效】宣肺、健脾、补肾。

【主治】遗尿（肺脾气虚、肾气不足）。

【来源】河南医学研究，2019，28（12）

二仙止遗散方

【组成】金樱子、芡实、桑螵蛸、益智仁、覆盆子、五味子各等份。

【用法】上药共研末以姜汁调和，做成直径1厘米、厚0.5厘米的药饼，睡前以医用胶布固定于神阙穴（肚脐），晨起取下。每6天休息1天，治疗1个月为1个疗程。

【功效】温肾壮阳、缩尿止遗。

【**主治**】遗尿（脾肾阳虚，下焦虚寒）。

【**来源**】北京中医药，2019，38（6）

·✦· 徐荣谦自拟止遗散方 ·✦·

【**组成**】麻黄3克，桂枝5克，干姜3克，五倍子3克。

【**用法**】上药研末用醋调成膏状，睡前以医用胶布敷在肚脐上，每日睡前更换，晨起取下。每7天为1个疗程。

【**功效**】温肾壮阳、缩尿止遗。

【**主治**】遗尿（脾肾阳虚，下焦虚寒）。

【**来源**】中医临床研究，2019，11（11）

第十三章　性早熟

性早熟是指女孩在 8 岁、男孩在 9 岁以前呈现第二性征。按下丘脑–垂体–性腺轴功能是否提前发动分为中枢性和外周性两类。性早熟以女孩多见，而男孩以中枢神经系统异常（如肿瘤）的发生率较高。中枢性性早熟的临床特征是提前出现的性征发育与正常青春期发育程序相似，在性发育的过程中，皆有身高和体重过快的增长和骨骼成熟加速，但由于过快增长可使骨骺融合较早，成年后反而较矮小，但其余均正常。外周性性早熟的性发育过程与上述规律迥异。男孩应注意睾丸的大小，睾丸容积增大提示中枢性性早熟；如果睾丸未见增大，但男性化进行性发展，则提示外周性性早熟。

中医认为本病的发生多因社会和环境因素、生活方式的改变，疾病的影响，过食某些营养滋补品，或误服某些药物，或情志因素，使阴阳平衡失调，阴虚火旺，相火妄动，或肝郁化火，导致"天癸"早至。临床常见分型为阴虚火旺、肝郁化火。中医可参照"乳疬""奶疬"等治疗。

第一节　内服方

～·滋阴泻火方·～

【组成】知母 6 克，黄柏 6 克，生地黄 9 克，牡丹皮 9 克，泽泻 9 克，夏枯草 9 克，炙龟板 9 克，龙胆草 6 克，麦芽 12 克，甘草 6 克。

【用法】按照水：中药=1：4 的比例浸泡 30 分钟，随后用水煎煮，每日1剂，早晚分服。

【功效】滋肾阴，泻虚火。

【主治】性早熟（肾虚火旺证）。

【来源】辽宁中医杂志，1981，24（1）

自拟滋阴泻火方

【组成】生地黄5克，玄参3克，泽泻3克，知母3克，黄柏3克，炙龟板粉2克，麦芽6克，天冬3克，炙甘草2克。

【用法】水煎煮，每日1剂，早晚分服。

【功效】滋阴清热，泻火养阴。

【主治】性早熟（肾虚火旺证）。

【来源】中华中医药杂志，2017，32（9）

自拟滋肾清肝方

【组成】生地黄5克，白芍3克，黄芩3克，茯苓4克，牡丹皮3克，麦芽6克，生山楂3克，浙贝母3克，炙甘草2克。

【用法】水煎煮，每日1剂，早晚分服。

【功效】清肝泻火，健脾养阴。

【主治】性早熟（肝肾火旺证）。

【来源】中华中医药杂志，2017，32（9）

自拟滋阴散结方

【组成】牡蛎15克，灵磁石10克，龙骨15克，夏枯草10克，茯苓10克，山萸肉4克，覆盆子10克，制半夏4克，姜竹茹4克，生黄芪10克，灵芝6克，炒枣仁10克，益智仁10克。

【用法】水煎煮，每日1剂，早晚分服。

【功效】镇肝潜阳，清泻相火与健脾化湿，消痰散结。

【主治】性早熟（肾失封藏、冲任通盛）。

【来源】中医文献杂志，2013，58（03）

·自拟疏肝解郁方·

【组成】柴胡、白芍各10克，枳壳5克，浙贝母12克，皂角刺8克，茯苓15克，甘草3克，玄参15克，白术10克。

【用法】水煎煮，每日1剂，早晚分服。

【功效】疏肝解郁，健脾理气。

【主治】性早熟（肝郁化火）。

【来源】新中医，2011，43（2）

·李树勋自拟方·

【组成】夜交藤15克，枣仁10克，知母10克，黄柏10克，熟地10克，枸杞10克，山药10克，丹皮10克，泽泻10克。

【用法】水煎服，每天3次，每日1剂。

【功效】滋阴降火。

【主治】性早熟（相火亢盛型）。

【来源】《全国名老中医验方选集》

·蔡德培自拟滋阴泻火方·

【组成】生地、玄参、知母、黄柏、丹皮、泽泻、夏枯草各9克，炙龟板9~12克，龙胆草3~12克，炒麦芽30克，椿根皮12克，旱莲草9克，仙鹤草9克。

【用法】水煎服，每天3次，每日1剂。

【功效】滋阴降火。

【主治】性早熟（阴虚火旺型）。

【来源】《儿科病证治精要》

～·· 马长福自拟蒴田蔗合剂 ·～

【组成】蒴田蔗、荔枝草、甜菜子、卤地菜各30克，泽兰、蒲公英、白背叶、赤地利各15克，丹参、香附9克，炙甘草5克。

【用法】水煎服，每天3次，每日1剂。

【功效】清肝利湿解热，疏肝解郁。

【主治】性早熟（肝经湿热型）。

【来源】《儿科病证治精要》

～·· 赵鋆自拟抗早2号方 ·～

【组成】制半夏10克，陈皮5克，茯苓10克，知母10克，黄柏10克，山慈菇10克，三棱10克，海藻10克，昆布10克，生麦芽10克，柴胡3克。

【用法】水煎服，每天3次，每日1剂。

【功效】健脾化痰利湿。

【主治】性早熟（痰热互结型）。

【来源】中国中西医结合杂志，2003，23（3）

～·· 王玲玲自拟方 ·～

【组成】夏枯草、煅牡蛎各15克，赤芍、黄芩、炙鳖甲、荔枝、竹叶、橘核各10克，柴胡、生甘草、细青皮、丹参各6克，知母、黄柏、八月札各9克，皂角刺12克。

【用法】水煎服，每天3次，每日1剂。

【功效】疏肝解郁，软坚散结。

【主治】性早熟（肝气郁结型）。

【来源】上海中医药杂志，1996，42（5）

❦ 张瑾宜自拟滋阴泻火方 ❧

【组成】炙龟甲10克，夏枯草20克，柴胡6克，郁金10克，焦栀子10克，延胡索10克，知母10克，黄柏10克，茯苓10克，玄参6克，紫草10克。

【用法】水煎服，每天2次，每日1剂。

【功效】滋阴降火，疏肝解郁，软坚散结。

【主治】性早熟（阴虚火旺型）。

【来源】中医儿科杂志，2019，15（6）

❦ 刘以敏自拟方 ❧

【组成】北沙参、猪鬃草、枸杞子、钩藤、白芍、当归各15克，石斛12克，银柴胡、丝瓜络、麦芽、炒谷芽各10克，荔枝核9克，天麻、炙穿山甲珠、佛手各6克，黄柏、甘草各3克。

【用法】水煎煮，每日1剂，早晚分服。

【功效】滋阴降火、健脾化痰、理气和胃。

【主治】性早熟（冲任失调、阴虚火旺、痰火互结）。

【来源】新中医，2009，41（1）

❦ 周平安自拟性早熟方 ❧

【组成】生黄芪15克，蒲公英15克，枳壳6克，莱菔子10克，生麦芽15克，鸡内金10克，金银花10克，白芷6克，藿香6克，板蓝根6克，升麻5克，桔梗6克，厚朴6克，砂仁5克，木香10克，僵蚕6克，炒山药10克，生甘草6克，土茯苓10克，草薢10克。

【用法】水煎煮，每日1剂，早晚分服。

【功效】清热解毒，理气散结，健脾利湿。

【主治】性早熟（肝郁化火、痰湿生热型）。

【来源】环球中医药，2017，10（10）

第二节　外用方

❧·外敷知柏地黄膏·❧

【组成】泽泻、茯苓、牡丹皮各6克，知母、黄柏、山茱萸、山药各8克，熟地黄16克。

【用法】将上药研成细末，100目细筛过筛后，配以3%氮酮为促渗透剂，拌适量蜂蜜为黏糊剂，制成膏药，装管，用时将膏药挤入脐部，用输液贴外贴，睡前及晨起后各敷1次。

【功效】滋阴降火。

【主治】性早熟（肝肾阴虚型）。

【来源】新中医，2019，51（4）

❧·中药外敷方·❧

【组成】知母9克，黄柏9克，熟地9克，蒲公英15克，白花蛇舌草9克，乳香15克，没药9克，土贝母15克，昆布9克，海藻9克，冰片3克。

【用法】药物浸泡，煎汤取汁，待冷却到40~50℃时，将5~6层纱布置于药液中浸透，挤去多余药汁后敷于患侧乳房，每次2小时，每日1次。

【功效】滋阴降火，消肿散结。

【主治】性早熟（肝肾阴虚型）。

【来源】江苏中医药，2018，50（10）

第十四章　过敏性紫癜

过敏性紫癜是以小血管炎为主要病变的系统性血管炎。临床特点为血小板不减少性紫癜，常伴关节肿痛、腹痛、便血、血尿和蛋白尿。多为急性起病，首发症状以皮肤紫癜为主，少数病例以腹痛、关节炎或肾脏症状首先出现。本病预后一般良好，除少数重症患儿可死于肠出血、肠套叠、肠坏死或神经系统损害外，大多痊愈。

小儿素体正气亏虚是发病之内因，外感风热时邪及其他异气是发病之外因。病机为外感风热邪毒及异气之邪，蕴阻肌表血分，迫血妄行，外溢肌肤；或素体心脾气血不足，气阴亏损，虚火上炎，血不归经，外溢肌肤，发为本病，表现以虚证为主。临床常见中医分型：风热伤络，血热妄行，气不摄血，阴虚火旺。中医可参照"紫癜"治疗。

第一节　内服方

～· 宋祚民自拟方1 ·～

【组成】白鲜皮10克，地肤子10克，防风6克，薄荷6克，牛蒡子6克，浮萍6克，连翘10克，金银花10克，蝉蜕3克，丹皮10克，白茅根15克。

【用法】水煎服，每天2次，每日1剂。

【功效】疏风，清热，凉血。

【主治】过敏性紫癜（风热型）。

【来源】《宋祚民中医儿科临证精要》

❧ 宋祚民自拟方2 ❧

【组成】土茯苓10克，黄柏10克，苍术6克，牛膝10克，连翘10克，苦参6克，防己6克，凌霄花10克，蛇床子6克，白鲜皮10克。

【用法】水煎服，每天2次，每日1剂。

【功效】清热解毒祛湿。

【主治】过敏性紫癜（湿毒型）。

【来源】《宋祚民中医儿科临证精要》

❧ 赵心波自拟方 ❧

【组成】白茅根12克，大生地12克，金银花10克，丹参6克，紫草10克，防风3克，丹皮6克，小蓟10克，茜草6克，桃仁5克。

【用法】水煎服，每天2次，每日1剂。

【功效】散风清热凉血。

【主治】过敏性紫癜（风热伤络）。

【来源】《赵心波儿科临床经验选编》

❧ 王静安自拟引血入络方 ❧

【组成】黄芪30克，郁金15克，姜黄10~15克，川红花10克，三七粉3~6克（冲），沉香3~6克，丹参15~30克，通草15克。

【用法】水煎服，每天2次，每日1剂。

【功效】补气健脾，利湿通阳，活血止血。

【主治】过敏性紫癜（脾虚失摄型）。

【来源】《王静安50年临证精要》

崔文成自拟神犀仙鹤牛膝方

【组成】水牛角15克，黄芩10克，玄参15克，石菖蒲10克，生地黄15克，金银花15克，连翘15克，黄连6克，黄柏6克，炒苍术10克，仙鹤草15克，牛膝6克，板蓝根15克，淡豆豉12克，炒栀子6克，青果10克，紫草6克，芦根10克。

【用法】水煎服，每天2次，每日1剂。

【功效】清热解毒滋阴，凉血散瘀。

【主治】过敏性紫癜（湿毒热瘀型）。

【来源】《方证相应——济南中医儿科方证流派传承辑要》

边宁自拟凉血解毒化斑汤

【组成】生地15克，牡丹皮10克，赤芍10克，黄芩9克，栀子6克，大黄3克，三七6克，炒蒲黄6克，生甘草6克。

【用法】水煎服，每天2次，每日1剂。

【功效】清热凉血，化瘀止血。

【主治】过敏性紫癜（热毒血瘀型）。

【来源】《方证相应——济南中医儿科方证流派传承辑要》

孟宪兰自拟方

【组成】羚羊角粉1克，牡丹皮10克，生地15克，金银花20克，连翘15克，黑栀子6克，紫草10克，丹参10克，白茅根155克，三七粉2克（冲）。

【用法】水煎服，每天2次，每日1剂。

【功效】清热解毒，凉血止血。

【主治】过敏性紫癜（血热妄行型）。

【来源】《孟宪兰儿科经验集》

· 孟宪兰自拟紫癜方 ·

【组成】黄芪10克，白术9克，党参10克，茯苓10克，当归9克，龙眼肉6克，生地10克，牡丹皮6克，白芍10克，阿胶6克，旱莲草9克，仙鹤草6克，丝瓜络6克，炙甘草3克。

【用法】水煎服，每天2次，每日1剂。

【功效】健脾益气，养血止血。

【主治】过敏性紫癜（气不摄血型）。

【来源】《孟宪兰儿科经验集》

· 刘云山自拟引血归经汤 ·

【组成】生地5克，熟地5克，白芍3克，麦冬3克，当归3克，川芎1克，茜草1克，炒芥穗1克，续断1克，白茅根3克，玄参2克，丹皮2克，西洋参1克，三七粉2克（冲服），阿胶珠3克（研细冲服）。

【用法】以上是5~6岁用量，5岁以下用量减半。每剂煎2次，第一次加水500毫升，煎沸40分钟取药汁100毫升；第2次加水450毫升，煎沸35分钟取药汁100毫升，两煎药汁混匀分3次温服。

【功效】滋阴养血，凉血止血，引血归经。

【主治】过敏性紫癜（血热妄行型）。

【来源】《刘云山儿科秘录》

· 肖淑琴自拟清凉止血汤方 ·

【组成】银花、连翘、柴胡、黄芩、赤芍、丹参各10克，丹皮、大小蓟各6克，白茅根15克，三七粉3克（冲服）。

【用法】水煎服，每天2次，每日1剂。

【功效】清热解毒，凉血止血。

【主治】过敏性紫癜（风热邪毒型）。

【来源】《现代中医临证经验辑粹——儿科疾病》

·马宽玉自拟消斑饮·

【组成】生地炭8~15克，银花8~15克，板蓝根8~15克，丹皮6~10克，紫草6~10克，玄参8~15克，赤芍6~10克，荆芥5~10克，防风5~10克，牛蒡子6~12克，丹参6~10克，生甘草3~6克，大枣3枚。

【用法】水煎服，每天2次，每日1剂。

【功效】清热凉血，活血散瘀。

【主治】过敏性紫癜（血热型）。

【来源】《现代中医临证经验辑粹——儿科疾病》

·于作洋自拟三黄四物汤·

【组成】黄芩10克，黄连3克，黄柏10克，生地10克，当归10克，赤白芍各15克，川芎10克，白茅根15克，紫草10克，车前草15克，益母草15克，甘草3克。

【用法】水煎服，每天2次，每日1剂。

【功效】清利湿热。

【主治】过敏性紫癜（湿热妄行型）。

【来源】《现代中医临证经验辑粹——儿科疾病》

第二节　外用方

·三草汤·

【组成】紫草、仙鹤草、伸筋草各30克，荆芥、防风、苦参各15克。

【**用法**】将上述药物装入纱布袋，置入3000毫升容器中，加水煮沸后，温火煎30分钟，煮沸10分钟后煎取1500~2000毫升药液，先用热气熏蒸患儿双腿，约5~10分钟，继用毛巾浸汁热敷患部，待温度降到40℃左右时，将患儿双足置于药液泡洗约15~20分钟，用无菌纱布擦干，每日1~2次，7天为1个疗程。

【**功效**】清热疏风退疹。

【**主治**】过敏性紫癜（各型）。

【**来源**】《中医儿科学临床研究》

第十五章　幼年特发性关节炎

幼年特发性关节炎是儿童时期常见的风湿性疾病，原因不明，以慢性关节滑膜炎为主要特征，可伴有畸形，常有不规则发热、皮疹、肝脾及淋巴结肿大、胸膜炎及心包炎等全身症状和内脏损害。又称幼年类风湿关节炎。并发症主要是关节功能丧失和虹膜睫状体炎所致的视力障碍。是小儿时期残疾或失明的重要原因。

中医认为本病主要因风寒湿热之邪，初则伤于肌表，自肌肉侵入，使气血流通受阻，经脉关节得不到温煦，所以关节不利而现红、肿、痛、沉重。临床常见分型为风痹、寒痹、湿痹、热痹。可按照中医"痹证"治疗。

第一节　内服方

∽·王伯岳自拟寄生汤·∽

【组成】独活6克，秦艽6克，防风6克，木瓜6克，牛膝6克，鸡血藤9克，威灵仙6克，松节6克，甘草3克，桑寄生9克。

【用法】水煎服，每天2次，每日1剂。

【功效】疏风除湿。

【主治】幼年特发性关节炎（风痹）。

【来源】《王伯岳医学全集》

❧·王伯岳自拟羌活汤·❧

【组成】羌活6克，独活6克，苍术6克，生苡仁9克，防己6克，通草3克，木瓜9克，海风藤9克，甘草3克，桑枝9克。

【用法】水煎服，每天2次，每日1剂。

【功效】疏风利湿。

【主治】幼年特发性关节炎（湿痹）。

【来源】《王伯岳医学全集》

❧·王伯岳自拟方·❧

【组成】连翘9克，生薏苡仁9克，蚕沙9克，山栀子9克，生石膏12克，知母9克，防己9克，秦艽9克，甘草3克，桑枝9克。

【用法】水煎服，每天2次，每日1剂。

【功效】清热利湿。

【主治】幼年特发性关节炎（热痹）。

【来源】《王伯岳医学全集》

❧·赵心波自拟方·❧

【组成】嫩桑枝10克，青海风藤各10克，南红花6克，生侧柏10克，川牛膝10克，桃仁6克，伸筋草10克，松节6克，桂枝6克，威灵仙6克，寻骨风6克，秦艽6克。

【用法】水煎服，每天2次，每日1剂。

【功效】疏风活络，利关节活血。

【主治】幼年特发性关节炎（风、寒、湿痹）。

【来源】《赵心波儿科临床经验选编》

❧·朱晓鸣自拟方1·❧

【组成】制川乌6克（先煎），丁公藤10克，豨莶草20克，川芎、红花各6克，黄芪12克，威灵仙、青风藤各6克。

【用法】水煎服，每天2次，每日1剂。

【功效】祛风散寒，祛湿止痛。

【主治】幼年特发性关节炎（风、寒、湿痹）。

【来源】《现代中医临证经验辑粹——儿科疾病》

～･ 朱晓鸣自拟方2 ･～

【组成】黄柏6克，苍术8克，薏苡仁15克，丹皮6克，豨莶草20克，丁公藤8克，秦艽10克。

【用法】水煎服，每天2次，每日1剂。

【功效】清热祛湿止痛。

【主治】幼年特发性关节炎（湿热痹）。

【来源】《现代中医临证经验辑粹——儿科疾病》

～･ 朱晓鸣自拟方3 ･～

【组成】制附子（先煎）、桂枝各6克，黄芪12克，当归6克，豨莶草15克，丁公藤9克，细辛3克，桑寄生、杜仲各10克，淫羊藿9克。

【用法】水煎服，每天2次，每日1剂。

【功效】温补脾肾，祛湿宣痹。

【主治】幼年特发性关节炎（脾肾阳虚型）。

【来源】《现代中医临证经验辑粹——儿科疾病》

～･ 汪履秋自拟方 ･～

【组成】麻黄6克，苍术12克，桂枝9克，白芍9克，红花6克，防风6克，防己9克，威灵仙12克，雷公藤6克，虎杖15克，露蜂房9克，寻骨风9克，制南星6克，制川乌3克（先煎），全蝎

6克，地鳖虫6克。

【用法】水煎服，每天2次，每日1剂。

【功效】疏风散寒，祛湿宣痹。

【主治】幼年特发性关节炎（风、寒、湿痹）。

【来源】中医杂志，1995，36（10）

杨桂生自拟热痹清解汤

【组成】七叶一枝花15克，白花蛇舌草30克，生石膏30克，生地15克，防己9克，地龙6克，忍冬藤15克，络石藤12克。

【用法】水煎服，每天2次，每日1剂。

【功效】清热宣痹止痛。

【主治】幼年特发性关节炎（热痹）。

【来源】上海中医药杂志，1996，42（3）

王季儒自拟方

【组成】石膏30克，细辛2克，麻黄3克，羌活5克，独活5克，知母10克，黄柏10克，桑寄生30克，忍冬藤30克，僵蚕10克，栀子10克，赤芍10克，乳香5克，鸡血藤15克，威灵仙10克，羚羊角粉0.6克（冲服）。

【用法】水煎服，每天2次，每日1剂。

【功效】清热搜风，活血通络。

【主治】幼年特发性关节炎（热痹）。

【来源】《专科专病名医临证经验丛书——儿科病》

刘志明自拟方

【组成】当归15克，生苡仁24克，防己12克，苦参15克，滑石15克，生甘草12克，半夏9克，黄芩9克，连翘12克，防风12克，秦艽12克，忍冬藤15克，海桐皮12克。

【用法】水煎服，每天2次，每日1剂。

【功效】清热活血通络。

【主治】幼年特发性关节炎（热痹）。

【来源】《全国名老中医验方选集》

第二节　外用方

外敷方

【组成】生艾叶15克，生川乌、白芷、川芎、羌活、生草乌各9克。

【用法】上药共研末，分为2份，各装入布口袋，封口放入水中煎煮，煮时加鲜大葱4~5根，生姜1片，均捣碎，老酒1杯，煮沸20分钟后，取出1个口袋，将水压干，趁热敷贴痛处，两口袋轮流使用，每次热敷15分钟，每日2次，每剂可用2~3次。注意不要当风，及时擦干保温。

【功效】疏风清热。

【主治】幼年特发性关节炎（热痹）。

【来源】《中医药学高级丛书——中医儿科学》

外擦方

【组成】庵闾子15克，川乌、草乌、荜茇各6克，细辛、当归各5克。

【用法】上药放入75％乙醇500毫升中浸泡7天，过滤后取药汁外用，擦患处。

【**功效**】疏风散寒止痛。

【**主治**】幼年特发性关节炎（风、寒痹）。

【**来源**】《中医药学高级丛书——中医儿科学》

∾·药浴方·∾

【**组成**】寒湿痹型：乳香6克，没药6克，姜黄9克，赤芍9克，秦艽12克，续断9克，桂枝9克，墨旱莲9克，炮山甲6克，细辛3克，白花蛇舌草30克，羌活9克，独活9克，透骨草6克，雷公藤9克。湿热痹型：黄柏9克，知母9克，生薏苡仁30克，淫羊藿9克，鸡血藤15克，桑枝9克，牛膝9克，桃仁9克，红花9克，女贞子9克，徐长卿12克。

【**用法**】上药各煎后与水按1：6比例混匀放入药浴箱内，热频率调节在700~1200之间，温度调节在45~55℃之间，每次药浴时间为20~40分钟，每日1~2次，3周为1个疗程。

【**功效**】疏风散寒止痛、清热利湿止痛。

【**主治**】幼年特发性关节炎（寒湿痹、湿热痹）。

【**来源**】《中医药学高级丛书——中医儿科学》

∾·黎炳南自拟方·∾

【**组成**】苍术、川乌、草乌、桂枝、怀牛膝各15~20克，细辛8克。

【**用法**】煎水，趁热熏洗痹通关节，继用药渣以布包外敷患处。

【**功效**】祛风，散寒，除湿。

【**主治**】幼年特发性关节炎（风、寒、湿痹）。

【**来源**】《黎炳南儿科经验集》

❧ · 赵心波自拟方 · ❧

【**组成**】羌活6克，荆芥6克，独活6克，防风10克，白芷6克，红花6克，透骨草12克。

【**用法**】加盐、酒、葱煎水，趁热熏洗患处。

【**功效**】疏风活络。

【**主治**】幼年特发性关节炎（风、寒、湿痹）。

【**来源**】《赵心波儿科临床经验选编》

第十六章 癫 痫

　　癫痫是一种以具有持久性的产生癫痫发作的倾向为特征的慢性脑疾病，可由遗传、代谢、结构、免疫等不同病因所导致。病因目前分6类，遗传性、结构性、感染性、免疫性、代谢性和病因未明。诱发因素包括剥夺睡眠、饮酒，女性青春期患儿的月经期可能发作增加。根据发作起始的临床表现和脑电图特征进行分类，主要分为局灶性发作、全面性发作和起始不明的发作。本病是儿童最常见的神经系统疾病，长期、频繁或严重的发作会导致进一步脑损伤，甚至出现持久性神经精神障碍。

　　中医病因包括先天因素、后天因素及诱发因素。病机关键为痰气逆乱，蒙蔽心窍，引动肝风。若痫病反复发作，病程迁延或失治误治，易致脏腑虚损，其中以肾精亏虚多见，肾可引起记忆力、智力、学习能力下降等认知障碍表现，并见纳呆神疲等症。临床常见分型为：惊痫、痰痫、风痫、瘀痫、虚痫。本病中医可参照"痫病"治疗。

第一节　　内服方

·◇· 小儿定风汤 ·◇·

　　【组成】大黄、干姜、生龙骨各12克，桂枝、生牡蛎各6克，生石膏、寒水石、滑石、赤石脂、紫石英各18克，白芍15克，石菖蒲、天麻各12克，当归15克，甘草6克。

【用法】水煎服，每天2次，每日1剂。

【功效】清热豁痰，息风镇惊。

【主治】癫痫（痰热挟惊证）。

【来源】中医杂志，2008，49（5）

愈痫灵方

【组成】石菖蒲6克，黄芩3克，刺五加10克，川芎6克，红花2克，僵蚕5克，全蝎2克，蜈蚣1条，蝉蜕5克，胆南星5克，天竺黄5克，地龙5克，牡丹皮5克。丹参10克，金银花10克，桔梗5克，蒲公英5克，冰片0.1克（冲服）。

【用法】水煎服，每天2次，每日1剂。

【功效】祛痰化瘀，解毒定痫。

【主治】癫痫（痰瘀毒结证）。

【来源】湖南中医药大学学报，2020，40（4）

袁述章自拟方1

【组成】荆芥穗5克，防风6克，杭菊花10克，白蒺藜10克，防己10克，白芷6克，乌梢蛇10克，胆南星6克，天麻6克，僵蚕10克，生牡蛎15克，白附子3克，地龙10克，蜈蚣1条，生赭石15克，生石决15克，青皮3克，桑枝10克。

【用法】水煎服，每天2次，每日1剂。

【功效】疏风定痫，清热安神。

【主治】癫痫（风痫型）。

【来源】《北京市老中医经验选编学》

·• 袁述章自拟方2 •·

【组成】生地10克，当归6克，白薇15克，玉竹10克，郁金10克，天竺黄10克，僵蚕10克，何首乌10克，胆南星6克，草河车6克，生龙骨20克，生牡蛎20克，钩藤10克。

【用法】水煎服，每天2次，每日1剂。

【功效】滋阴清热，镇肝息风，祛痰止抽。

【主治】癫痫（痰痫型）。

【来源】《北京市老中医经验选编学》

·• 袁述章自拟方3 •·

【组成】当归15克，桃仁10克，红花6克，赤芍10克，穿山甲6克，水蛭3克，槐花6克，川芎3克，莲花头3克，生地10克，白薇10克，僵蚕10克，草河车6克，麝香0.2克，辛夷花6克，生地榆10克。

【用法】水煎服，每天2次，每日1剂。

【功效】活血，通络，止痉。

【主治】癫痫（瘀痫型）。

【来源】《北京市老中医经验选编学》

·• 袁述章自拟方4 •·

【组成】生铁落60克，丹参15克，生南星12克，菖蒲9克，炙远志4.5克，炙地龙9克，白芍15克，蜈蚣1克，全蝎1克。

【用法】每日1剂，水煎2次，2次分服。方中蜈蚣、全蝎等分研成粉末制成胶囊或片剂，每颗0.3克，小儿每日3~6颗，分2次吞服。

【功效】补肾益气，镇惊豁痰，活血化瘀。

【主治】癫痫（虚痫型）。

【来源】《北京市老中医经验选编学》

∽· 胡建华自拟癫痫病方 ·∾

【组成】生地黄15克，生黄芪10克，杭白芍10克，乌梢蛇6克，茯苓10克，锁阳6克，党参6克，生牡蛎15克，生甘草3克，当归6克，桂枝3克，磁石15克，全蝎2克。

【用法】水煎服，每天2次，每日1剂。

【功效】平肝息风，镇肝止痉。

【主治】癫痫（惊痫型及瘀痫型）。

【来源】《首批国家级名老中医效验秘方精选（续集）》

∽· 何世英自拟抗痫灵方 ·∾

【组成】天竺黄9克，胆南星9克，僵蚕9克，白附子4.7克，全蝎3克，钩藤9克，白矾1.6克，郁金4.7克，青礞石9克，煅磁石31克，朱砂1.6克，半夏9克，菊花9克，沉香1.6克，龙胆草3克，竹沥15.6克，神曲15.6克，紫石英18.8克，牛黄0.6克，羚羊角粉0.6克。

【用法】方中药物研成极细末，制成蜜丸，每丸重1.6克。一日总量：周岁以内，1~2丸；1~2岁，2~4丸；3~6岁，4~6丸；7~10岁，6~9丸；11~14岁，9~12丸。2~3次，温水吞服。

【功效】清热化痰，平肝息风镇惊。

【主治】癫痫（惊痫型及痰痫型）。

【来源】《首批国家级名老中医效验秘方精选（续集）》

∽· 何世英自拟方 ·∾

【组成】龙胆草、天竺黄、陈胆星、白僵蚕、竹叶各4.5克，郁金6克，全蝎、地龙、天麻各9克，青礞石15克，生紫石英、煅磁石各30克。

【用法】水煎服，每天2次，每日服1剂。

【功效】清热化痰，息风镇惊。

【主治】癫痫（惊痫型及痰痫型）。

【来源】《中国百年百名中医临床家丛书——何世英》

❧ · 王伯岳自拟方 · ❧

【组成】石莲子9克，连翘9克，姜半夏6克，胆南星6克，橘红9克，枳实6克，茯苓9克，菖蒲6克，竹茹3克，甘草3克，天麻6克，钩藤6克。

【用法】水煎服，每天2次，每日1剂。

【功效】清心涤痰，理气和中。

【主治】癫痫（痰痫）。

【来源】《王伯岳医学全集》

❧ · 王伯岳自拟钩藤汤 · ❧

【组成】太子参9克，钩藤6克，天麻6克，茯苓9克，菖蒲6克，远志6克，生白芍9克，生牡蛎9克，生麦芽9克，炙甘草3克。

【用法】水煎服，每天2次，每日1剂。

【功效】养血柔肝，益气补脾。

【主治】癫痫（虚痫）。

【来源】《王伯岳医学全集》

❧ · 贾六金自拟方 · ❧

【组成】太子参10克，茯苓10克，橘红10克，半夏8克，竹茹6克，甘草6克，黄连6克，枳实10克，胆南星8克，麦冬10克，炒白芍10克，天麻10克，钩藤10克，枣仁10克，远志10克，石菖蒲10克，琥珀6克。

【用法】水煎服，每天2次，每日1剂。

【功效】益气化痰，安神止惊，扶正祛邪。

【主治】癫痫（痰痫）。

【来源】《贾六金中医儿科经验集》

❦ 赵心波自拟方1 ❧

【组成】青礞石10克，僵蚕6克，天竺黄10克，黄芩6克，川黄连2.4克，全蝎3克，大黄5克，竹沥汁24克（分兑）。

【用法】水煎服，每天2次，每日1剂。

【功效】豁痰清心止搐。

【主治】癫痫（痰热型）。

【来源】《赵心波儿科临床经验选编》

❦ 赵心波自拟方2 ❧

【组成】人参6克，茯神10克，远志6克，黄芪15克，煅牡蛎12克，天麻5克，炒枣仁10克，僵蚕6克，煅龙骨12克。珍珠母10克。

【用法】水煎服，每天2次，每日1剂。

【功效】安神定志化痫。

【主治】癫痫（正虚型）。

【来源】《赵心波儿科临床经验选编》

❦ 王静安自拟安神定痫丸 ❧

【组成】黄连6克，胆草6克，牛黄3克，青黛10克，天竺黄10克，胆南星10克，白附子10克，礞石15克，天麻30克，龙骨、牡蛎各30克，全蝎6克，僵蚕10克，蜈蚣4克，沉香6克。

【用法】水煎服，每天2次，每日1剂。

【功效】镇惊息风，清肝定惊，涤痰开窍。

【主治】癫痫（风、惊、痰痫型）。

【来源】《王静安50年临证精要》

❧·刘东昇自拟方·❧

【组成】陈皮6克，半夏6克，云苓6克，枳壳6克，竹茹6克，当归6克，杭白芍6克，菖蒲6克，郁金6克，麦冬6克，远志3克，全蝎2个，川黄连1.5克，磁石6克，僵蚕6克，生姜3片，炒酸枣仁6克，甘草3克。

【用法】水煎服，每天2次，每日1剂。

【功效】开窍解郁，清泄痰火。

【主治】癫痫（痰痫型）。

【来源】《方证相应——济南中医儿科方证流派传承辑要》

❧·孟宪兰自拟癫痫方·❧

【组成】陈皮9克，半夏6克，茯苓10克，胆南星6克，竹茹6克，枳壳9克，郁金6克，石菖蒲9克，全蝎5克，僵蚕6克，磁石9克，牡蛎10克，远志6克，炒酸枣仁10克。

【用法】水煎服，每天2次，每日1剂。

【功效】豁痰开窍，宁心安神。

【主治】癫痫（痰浊上犯型）。

【来源】《孟宪兰儿科经验集》

❧ · 蒋达生自拟止痉汤 · ❧

【组成】煅礞石20克，明天麻、钩藤、陈胆星、炙全蝎、炙蜈蚣、水蛭、当归、川芎、僵蚕各10克。

【用法】水煎服，每天2次，每日1剂。

【功效】镇惊息风，清肝止痉。

【主治】癫痫（痰浊上犯型）。

【来源】实用中西医结合杂志，1995，8（8）

❧ · 马融自拟柴桂龙牡汤 · ❧

【组成】柴胡15克，桂枝10克，黄芩10克，党参15克，生龙骨30克，生牡蛎30克，僵蚕10克，地龙10克，白芍30克，浮小麦30克，大枣3枚，半夏2克，生姜3片，甘草6克。

【用法】水煎服，每天2次，每日1剂。

【功效】调理气机，养心调肝，安神镇惊。

【主治】癫痫（邪犯少阳、阳明里实证）。

【来源】吉林中医药，2009，29（8）

❧ · 詹启苏自拟定痫豁痰汤 · ❧

【组成】天麻5克，钩藤9克（后下），僵蚕6克，地龙6克，胆南星5克，辰茯苓9克，炒当归5克，炒白芍5克，郁金5克，陈皮5克。

【用法】水煎服，每天2次，每日1剂。

【功效】息风定痫，豁痰，活血通窍。

【主治】癫痫（风痰瘀阻证）。

【来源】《现代名中医儿科绝技》

第二节 外用方

·附子饼·

【组成】熟附子5克。

【用法】上药研细末，用白面少许，和面做饼，贴在丹田穴上，外用纱布固定。

【功效】温阳化痰宁神。

【主治】癫痫（虚证）。

【来源】《儿科病证治精要》

·胡椒粉·

【组成】胡椒适量。

【用法】上药研细末，撒入脐部，与周围皮肤相平，外用纱布固定，7~10天换1次。

【功效】温阳化痰宁神。

【主治】癫痫（虚证）。

【来源】中国乡村医生杂志，1994，10（12）

·芫花散·

【组成】芫花100克醋泡1天，明雄黄12克，胆南星20克，白胡椒10克。

【用法】上药共研细末，撒入脐部，与周围皮肤相平，外用纱布固定。

【功效】涤痰宁神。

【主治】癫痫（痰证）。

【来源】《儿科疾病外治全书》

吴茱萸散

【组成】吴茱萸适量。

【用法】上药研细末，撒入脐部，与周围皮肤相平，外用膏药固定，7~10天换1次。

【功效】温阳化痰宁神。

【主治】癫痫（突然发作）。

【来源】《儿科疾病外治全书》

外用经验方1

【组成】芫花50克，胆南星3克，雄黄3克，白胡椒3克。

【用法】共为细粉，加水调成糊状，敷于脐部，外盖纱布，胶布固定，5日换药1次，30日为1个疗程。

【功效】豁痰止惊。

【主治】癫痫（痰浊内扰证）

【来源】《中医外治法》

外用经验方2

【组成】磁石30克，胆南星15克，朱砂15克，石菖蒲30克，远志60克，茯神60克，琥珀20克，橘红50克，川贝母50克，生铁落500克。

【用法】先将朱砂、琥珀和匀，磨成细粉备用。另将磁石、胆南星、石菖蒲、远志、茯神、橘红、川贝母、生铁落放入锅中，加水适量，煎煮30分钟，去渣取汁，调入药粉，敷于脐部，外盖纱布，胶布固定，5日换1次，30日为1个疗程。

【**功效**】清热豁痰，清肝止惊。

【**主治**】癫痫（肝火痰热证）

【**来源**】《中医外治法》

第十七章 抽动障碍

抽动障碍是起病于儿童或青少年时期的一种神经精神障碍性疾病。以不自主、反复、突发、快速的，重复、无节律性的一个或多个部位运动抽动和（或）发声抽动为主要特征。本病好发于5~10岁儿童，男孩多于女孩。少数患儿至青春期可自行缓解，有的可延续至成人。患儿可伴情绪行为症状，亦可共患一种或多种心理行为障碍，但智力一般不受影响。

中医认为本病与先天禀赋不足、感受外邪、情志失调、饮食所伤、疾病影响，以及学习紧张、劳累疲倦、久看电视或久玩游戏机等多种因素有关。临床常见分型为外风引动、肝亢风动、痰火扰神、脾虚肝旺、阴虚风动。可参照中医"肝风""抽搐""瘛疭""筋惕肉"等治疗。

第一节 内服方

疏利止抽饮

【组成】郁金、石菖蒲、川牛膝、党参、茯苓、白术各10克，天竺黄8克，全蝎5克，天麻8克，钩藤8克，焦山楂8克。

【用法】水煎服，每天2次，每日1剂。

【功效】健脾化痰、平肝息风。

【主治】抽动障碍（脾虚肝旺型证）。

【来源】广西中医药，2018，41（4）

❧· 刘清贞自拟龙胆泻肝蒲金方 ·❧

【组成】龙胆草6克，栀子9克，黄芩9克，柴胡9克，车前子9克，石菖蒲9克，郁金9克，甘草6克。

【用法】水煎服，每天2次，每日1剂。

【功效】清肝疏郁泻火。

【主治】抽动障碍（肝郁化火扰心型）。

【来源】《方证相应——济南中医儿科方证流派传承辑要》

❧· 刘清贞自拟芍甘蝎蝉杞菊地黄方 ·❧

【组成】白芍10克，全蝎6克，蝉蜕10克，菊花10克，牡丹皮10克，枸杞子10克，生地黄10克，当归10克，柴胡6克，龙胆草6克，栀子6克，车前子10克，川楝子6克，甘草6克。

【用法】水煎服，每天2次，每日1剂。

【功效】益阴营筋，清火止痉。

【主治】抽动障碍（阴虚肝旺型）。

【来源】《方证相应——济南中医儿科方证流派传承辑要》

❧· 王延泉自拟温胆平肝化痰方 ·❧

【组成】橘皮12克，茯苓12克，白芍12克，枳实12克，竹茹12克，地龙12克，半夏6克，全蝎6克，钩藤6克，生姜3片。

【用法】水煎服，每天2次，每日1剂。

【功效】化痰息风，平肝镇痉。

【主治】抽动障碍（痰热肝风扰神证）。

【来源】《方证相应——济南中医儿科方证流派传承辑要》

❧·孟宪兰自拟方1·❧

【组成】龙胆草10克，栀子6克，黄芩6克，黄连6克，柴胡9克，泽泻10克，白芍15克，夏枯草10克，钩藤12克，生龙骨15克，甘草5克，大枣3枚。

【用法】水煎服，每天2次，每日1剂。

【功效】泻肝清热息风。

【主治】抽动障碍（肝经郁热型）。

【来源】《孟宪兰儿科经验集》

❧·孟宪兰自拟方2·❧

【组成】生地15克，白芍15克，牡丹皮12克，羚羊角粉1克，栀子6克，天麻6克，钩藤12克，石菖蒲10克，生石膏15克，甘草6克。

【用法】水煎服，每天2次，每日1剂。

【功效】滋阴平肝。

【主治】抽动障碍（阴虚肝旺型）。

【来源】《孟宪兰儿科经验集》

❧·孟宪兰自拟方3·❧

【组成】陈皮10克，半夏6克，茯苓15克，枳壳9克，胆南星6克，竹茹9克，石菖蒲10克，远志10克，生龙齿15克，钩藤15克，甘草3克。

【用法】水煎服，每天2次，每日1剂。

【功效】镇肝息风，利胆化痰。

【主治】抽动障碍（痰热扰胆型）。

【来源】《孟宪兰儿科经验集》

ᕙ· 孟宪兰自拟方4 ·ᕗ

【组成】陈皮10克，半夏6克，茯苓15克，枳壳9克，胆南星6克，竹茹9克，石菖蒲10克，远志10克，生龙齿15克，钩藤15克，甘草3克。

【用法】水煎服，每天2次，每日1剂。

【功效】镇肝息风，利胆化痰。

【主治】抽动障碍（痰热扰胆型）。

【来源】《孟宪兰儿科经验集》

ᕙ· 宣桂琪自拟方 ·ᕗ

【组成】杭白芍6克，炙鳖甲10克，蝉蜕10克，钩藤30克，茯神10克，生龙齿10克（先煎），磁石30克（先煎），生牡蛎30克（先煎），天麻6克，石菖蒲6克，益智仁10克，地龙10克，秦艽6克，防风6克。

【用法】水煎服，每天2次，每日1剂。

【功效】养阴平肝，镇静祛风。

【主治】抽动障碍（心脾虚肝亢型）。

【来源】江苏中医，2004，25（5）

ᕙ· 张锡元自拟方 ·ᕗ

【组成】桑叶10克，菊花10克，天麻10克，珍珠母20克，石决明30克，炒栀子10克，牡蛎30克，赤芍10克，白芍15克，甘草5克。

【用法】水煎服，每天2次，每日1剂。

【功效】平肝镇静祛风。

【主治】抽动障碍（肝风内动型）。

【来源】吉林中医药，2004，25（1）

～··张帆自拟方··～

【组成】党参15克，白术12克，法半夏9克，制南星9克，陈皮9克，天麻6克，夏枯草15克，全蝎6克，僵蚕6克，珍珠母15克，远志6克。

【用法】水煎服，每天2次，每日1剂。

【功效】培土生金，抑木息风。

【主治】抽动障碍（肺脾气虚肝亢型）。

【来源】江苏中医，2004，25（5）

～··刘弼臣自拟方1··～

【组成】辛夷10克，苍耳子10克，玄参10克，板蓝根10克，山豆根5克，木瓜10克，半夏5克，伸筋草15克，天麻3克，钩藤10克，白芍30克，全虫3克。

【用法】水煎服，每天2次，每日1剂。

【功效】调肺平肝，息风化痰通络。

【主治】抽动障碍（外邪犯肺引动肝风型）。

【来源】《中国百年百名中医临床家丛书——刘弼臣》

～··刘弼臣自拟方2··～

【组成】龙胆草9克，栀子9克，制大黄6克，防风6克，羌活9克，当归12克，川芎9克，钩藤6克（后下），菊花9克，白芍9克，全蝎6克，蜈蚣1条。

【用法】水煎服，每天2次，每日1剂。

【功效】泻肝清火，息风镇静。

【主治】抽动障碍（肝亢风动型）。

【来源】《专科专病名医临证经验丛书——儿科病》

◆ 刘弼臣自拟方3 ◆

【组成】太子参12克，茯苓9克，白术12克，白芍9克，炙甘草6克，钩藤6克（后下），陈皮9克，半夏6克，焦三仙各12克，鸡内金15克，稻芽9克，全蝎6克，生姜9克，大枣12克。

【用法】水煎服，每天2次，每日1剂。

【功效】缓肝治脾，强土制木。

【主治】抽动障碍（脾虚肝亢型）。

【来源】《专科专病名医临证经验丛书——儿科病》

◆ 付玉芝自拟养血息风汤 ◆

【组成】川芎10克，当归10克，白芍10克，川芎10克，全蝎、蜈蚣各1条，蝉蜕10克，熟地黄15克。

【用法】水煎服，每天2次，每日1剂。

【功效】滋阴潜阳，平肝息风。

【主治】抽动障碍（阴虚肝亢型）。

【来源】中医临床研究，2020，12（1）

◆ 李少川自拟方 ◆

【组成】节菖蒲9克，胆南星10克，法半夏10克，铁落花10克，云茯苓9克，明天麻9克，紫丹参9克，麦冬9克，川贝母5克，陈皮6克。

【用法】水煎服，每天2次，每日1剂。

【功效】豁痰镇惊息风。

【**主治**】抽动障碍（痰热动风证）。

【**来源**】《现代名中医儿科绝技》

·　滕宣光自拟方　·

【**组成**】生地10克，熟地10克，白芍10克，珍珠母10克，生牡蛎12克，枸杞子12克，女贞子15克，阿胶12克，生鳖甲12克，夜交藤12克。

【**用法**】水煎服，每天2次，每日1剂。

【**功效**】滋阴养血，平肝补肾。

【**主治**】抽动障碍（阴血不足、肝失濡养证）。

【**来源**】《现代名中医儿科绝技》

·　毕可恩自拟方　·

【**组成**】生地黄、沙参、麦冬、当归各20克，枸杞子15克，川楝子15克，薏苡仁20克，炒扁豆20克，菊花10克，钩藤10克，生龙骨20克，生牡蛎20克。

【**用法**】水煎服，每天2次，每日1剂。

【**功效**】疏肝健脾，养阴潜阳。

【**主治**】抽动障碍（肝郁脾虚证）。

【**来源**】《专科专病名医临证经验丛书——儿科病》

·　马融自拟方　·

【**组成**】银花、连翘、牛蒡子、荆芥穗、桔梗、枳壳、蜜枇杷叶、柴胡、前胡、紫苏子、黄芩、菊花、青葙子、辛夷、白芷各10克，芦根、钩藤（后下）各15克，苍耳子、薄荷（后下）、甘草各6克，全蝎5克。

【用法】水煎服，每天2次，每日1剂。

【功效】疏风清热，祛风解毒活血。

【主治】抽动障碍（外感风热证）。

【来源】中国中西医结合儿科学，2016，8（3）

·雷氏却热息风法加减·

【组成】麦冬10克，生地10克，菊花6克，钩藤9克，羚羊角0.3克，龙骨15克，远志9克，石菖蒲9克，龟甲12克，蝉衣6克，全蝎3克，生甘草3克。

【用法】水煎服，每天2次，每日1剂。

【功效】却热，熄风化痰，育阴潜阳。

【主治】抽动障碍（阴虚生风、痰热内扰证）。

【来源】中国中医药科技，2019，26（1）

·李乃康自拟方·

【组成】生地黄、炒白芍、麦冬、枸杞子、女贞子、白蒺藜、钩藤（后下）各10克，蜈蚣1条，地龙10克，甘草5克。

【用法】水煎服，每天2次，每日1剂。

【功效】养阴清肝、和血祛风。

【主治】抽动障碍（肝热阴虚证）。

【来源】中医儿科杂志，2018，14（5）

·王邦才自拟方·

【组成】太子参、炒白芍各15克，茯苓、炒白术、石菖蒲各10克，陈皮、桂枝、制南星各6克，炙甘草3克。

【用法】水煎服，每天2次，每日1剂。

【功效】柔肝健脾，化痰开窍。

【主治】抽动障碍（脾虚肝旺、痰湿中阻证）。

【来源】新中医，2020，52（8）

第二节 外用方

穴位贴敷方

【组成】白术9克，半夏9克，陈皮9克，僵蚕6克，太子参12克，茯苓12克，川芎6克，菊花9克，钩藤9克，夏枯草15克，全蝎1条，珍珠母12克。

【用法】上药共研细末，使用凡士林调成糊状敷贴，贴于患儿百会、合谷、四神聪、神门、太冲、风池、三阴交、廉泉穴，胶布固定，7天为1个疗程，连用4个疗程。

【功效】镇静安神，息风止痉。

【主治】抽动障碍（脾虚肝亢型）。

【来源】世界最新医学信息文摘，2019，19（48）

外敷方

【组成】茯神10克，远志6克，益智仁10克，木瓜10克，僵蚕10克，伸筋草10克，白芍15克，生甘草3克，钩藤15克，珍珠母20克。

【用法】上药烘干粉碎共研细末，使用白醋或凡士林调成膏状，贴于患儿神阙、神门、太冲、肝俞、三阴交、脾俞穴，胶布固定，每周贴敷3次，1次贴敷时间为10~12小时，12次为1个疗程。

【功效】安神定志。

【主治】抽动障碍（痰气扰神型）。

【来源】临床医药文献杂志，2018，5（24）

❧·外用经验方·❧

【组成】水牛角20克，胆南星10克，天麻、钩藤、地龙、僵蚕各15克。

【用法】焙干研成粉末，温水擦背，将粉末加姜汁调成糊状，压成1厘米×1厘米大小药饼，然后用胶布固定大椎、心俞、肝俞，每天换1次。

【功效】清瘀化痰，平肝潜阳，滋阴息风。

【主治】抽动障碍（痰瘀蒙心、肝风内动证）

【来源】中医临床研究，2014，6（35）

第十八章　湿　疹

　　湿疹是由多种内外因素引起的一种具有明显渗出倾向的炎症性皮肤病，临床以皮损形态多样，对称分布，剧烈瘙痒，有渗出倾向，反复发作为特征。本病任何年龄均可发生。多在出生后1~3个月发病，大多自愈，少数可迁延不愈。本病可泛发或局限，无明显季节性，患儿常有家族过敏史。

　　中医认为本病多由内、外因素引起。常因禀赋不耐，乳食不当，脾胃受损，湿热内生，复受风湿热邪侵袭，内外邪气相搏，郁于肌肤所致。临床常见分型为湿热俱盛、脾虚湿盛、血虚风燥。可参考中医"奶癣""胎疮"等治疗。

第一节　内服方

荆翘散

　　【组成】芥穗5克，连翘10克，露蜂房10克，刺猬皮10克，白蒺藜10克，防风10克，苦参10克，半枝莲15克，蝉衣5克，当归10克，泽泻10克，制大黄10克。

　　【用法】水煎服，每日1剂。

　　【功效】清热利湿，活血解毒，祛风止痒。

　　【主治】湿疹（湿热内蕴、复感风热邪毒）。

　　【来源】《中国百年百名中医临床家丛书——刘弼臣》

·三黄四物汤加减·

【组成】黄连1.5克，黄芩10克，黄柏5克，当归10克，生地10克，赤白芍各10克，川芎5克，芥穗5克，连翘10克，防风10克，蝉衣5克，白蒺藜10克。

【用法】水煎服，日1剂。

【功效】养血祛风，清泻余热。

【主治】湿疹（血虚生风型）。

【来源】《中国百年百名中医临床家丛书——刘弼臣》

·宋祚民自拟方1·

【组成】滑石12克，生石膏30克，黄芩10克，苍术10克，丹皮10克，生薏苡仁15克，茯苓10克，泽泻10克，车前子10克，生甘草6克。

【用法】水煎服，每天2次，每日1剂。

【功效】清胃热，利脾湿。

【主治】湿疹（湿热俱盛型）。

【来源】《宋祚民中医儿科临证精要》

·宋祚民自拟方2·

【组成】苍术10克，白术10克，陈皮10克，生薏苡仁30克，滑石10克，白扁豆10克，生甘草5克。

【用法】水煎服，每天2次，每日1剂。

【功效】健脾利湿。

【主治】湿疹（脾虚湿困型）。

【来源】《宋祚民中医儿科临证精要》

宋祚民自拟方3

【组成】黄芪6克，当归10克，丹参10克，鸡血藤10克，北沙参10克，茯苓15克，山药10克，陈皮6克，白芍6克，防风6克，扁豆10克，甘草6克。

【用法】水煎服，每天2次，每日1剂。

【功效】健脾润燥，益气养血。

【主治】湿疹（血虚风燥型）。

【来源】《宋祚民中医儿科临证精要》

王静安自拟清利汤

【组成】银花15克，连翘10克，蝉蜕30克，丹皮10克，赤芍9克，紫草9克，薏苡仁30克，土茯苓15克，白鲜皮15克，通草9克。

【用法】水煎服，每天2次，每日1剂。

【功效】疏风清热解毒。

【主治】湿疹（风热夹湿型）。

【来源】《王静安50年临证精要》

王静安自拟清凉败毒散

【组成】炒黄柏15克，栀子9克，赤芍9克，丹皮10克，黄连6克，茵陈30克，土茯苓15克，苍术9克，蝉蜕30克。

【用法】水煎服，每天2次，每日1剂。

【功效】清热利湿。

【主治】湿疹（湿热兼风型）。

【来源】《王静安50年临证精要》

❧ · 刘东昇自拟方 · ❧

【组成】黄连1.5克，黄芩6克，栀子10克，苍术6克，黄柏3克，通草3克，泽泻3克，荆芥3克，防风3克，赤芍6克，生地9克，连翘6克，薏苡仁9克，六一散9克，蝉蜕6克，大青叶6克。

【用法】水煎服，每天2次，每日1剂。

【功效】清热凉血，渗湿散风。

【主治】湿疹（风湿热重型）。

【来源】《方证相应——济南中医儿科方证流派传承辑要》

❧ · 刘云山自拟消风汤 · ❧

【组成】胡麻仁1克，牛子1克，石膏1克，知母1克，蝉蜕1克，通草1克，荆芥1克，生地1克，当归1克，苦参1克，苍术1克，防风1克，甘草1克。

【用法】以上是3个月~3岁用量，3岁以上用量加倍。每剂煎2次，第一次加水300毫升，煎沸30分钟取药汁50毫升；第2次加水250毫升，煎沸25分钟取药汁50毫升，两煎药汁混匀，分3次温服。禁一切辛辣刺激性食物。

【功效】清热除湿，祛风止痒。

【主治】湿疹（湿热型）。

【来源】《刘云山儿科秘录》

❧ · 张静自拟复方鸡内金散 · ❧

【组成】党参、郁金各10克，砂仁、橘红各15克，鸡内金、槟榔、焦三仙、牵牛子各20克，大黄、甘草各6克。

【用法】上药共研为细末和匀过80~100目筛，分袋装，每小袋重1.5克，每次服用1小包，每天2~3次，加糖，温开水调服。

【功效】健脾消食，行气化湿。

【主治】湿疹（脾虚湿盛型）。

【来源】河北中医，1992，14（2）

～・栾佩岳自拟健脾平肝汤・～

【组成】炒白术、黄芪、炒薏苡仁、白鲜皮、炒麦芽各6~9克，防风、白芍、白蒺藜、枳壳各3~6克，益母草1~3克。

【用法】水煎服，每天3~5次，每日1剂。

【功效】健脾平肝，祛风化湿。

【主治】湿疹（脾虚肝旺湿盛型）。

【来源】陕西中医，1992，13（7）

第二节 外用方

～・外涂散・～

【组成】生苍术、生黄柏、雄黄等量。

【用法】上药共研细末，用生鸡蛋或香油适量，将药调成糊状，涂擦患处，一般1~2次即愈。

【功效】清热解毒，利湿透疹。

【主治】湿疹（湿热型）。

【来源】《古今中药外治高效验方1000首》

～・黄柏散・～

【组成】黄柏30克，豆腐1块。

【用法】将豆腐切成4小块与黄柏一起加水煮半小时以上，去黄柏，将豆腐捣匀敷患处。

【功效】清热利湿透疹。

【主治】湿疹（湿热型）。

【来源】《小儿外治疗法》

❧ · 外洗方 · ❧

【组成】马齿苋、苦参、蛇床子、苍耳子各15克。

【用法】上药水煎，待温度放温后外洗患处，或者用纱布湿敷患处，每天2次，每日1剂。

【功效】清热解毒，利湿透疹。

【主治】湿疹（湿热型）。

【来源】《高等中医院校教学参考丛书——中医儿科学》

❧ · 硝黄苦梅煎 · ❧

【组成】芒硝50克，大黄、乌梅各30克。

【用法】上药煎水煎500毫升，滤液放温后用纱布湿敷患处，每天2次，每日1剂。

【功效】清热解毒，利湿透疹。

【主治】湿疹（湿热型）。

【来源】陕西中医，1990，11（12）

❧ · 青黛石膏散 · ❧

【组成】青黛60克，石膏120克，滑石120克，黄柏60克。

【用法】上药共研细末，和匀，用麻油调成糊状，外擦患处，每日多次。

【功效】清热解毒，利湿透疹。

【主治】湿疹（湿热型）。

【来源】《儿科疾病外治全书》

❧· 苦参汤 ·❧

【组成】苦参60克，蛇床子30克，白芷15克，金银花30克，菊花60克，黄柏15克，地肤子15克，菖蒲9克。

【用法】上药煎水，待药汁温度放凉后，拿棉签涂擦患处。

【功效】清热解毒，利湿透疹。

【主治】湿疹（湿热型）。

【来源】《儿科疾病外治全书》

❧· 经验坐浴方 ·❧

【组成】苦参20克，蛇床子20克，蒲公英20克，地肤子10克，黄柏15克，五倍子15克，陈皮10克，萆薢15克，白鲜皮15克，防风15克，苍术15克，石榴皮10克，炒花椒6克，龙胆草15克，枳壳20克，苦楝皮10克，百部10克。

【用法】水煎500毫升，去渣冷却，坐浴，早晚各一次。期间清淡饮食，避免搔抓。

【功效】清热利湿解毒。

【主治】肛周湿疹（湿毒浸淫型）。

【来源】临床医药文献电子杂志，2019，6（71）

❧· 赵炳南自拟外洗验方 ·❧

【组成】马齿苋150克，黄柏100克，龙胆草50克。

【用法】煎水湿敷，每日4次，每次半小时。

【功效】清热利湿解毒。

【主治】湿疹（湿热内蕴、感毒邪化火）。

【来源】《赵炳南临床经验集》

何世英自拟方

【组成】紫草茸30克。

【用法】用香油90克浸透，置容器中煮4小时，待冷后涂擦患处。

【功效】清热利湿。

【主治】湿疹（湿热型、脾虚湿盛）。

【来源】《中国百年百名中医临床家——何世英》

王静安自拟外洗方

【组成】生黄柏30克，苦参30克，土茯苓30克，地丁茶30克，大青叶30克，枯矾15克，白鲜皮30克，忍冬藤30克，黄连叶30克，栀子15克。

【用法】以上10味，加水适量，煎煮半小时，去渣取汤，带温度适宜时外敷或外洗患处，每天多次，每日1剂。

【功效】祛风燥湿，解毒止痒。

【主治】湿疹（各型）。

【来源】《王静安50年临证精要》

王静安自拟解毒透疹方

【组成】黄连9克，黄柏30克，苦参60克，苦丁茶60克，大青叶30克，地肤子30克，寒水石300克。

【用法】以上7味，加水适量，煎煮半小时，去渣取汤，带温度适宜时，用汤药洗浴，每日3~4次。

【功效】清热解毒，利湿透疹。

【主治】湿疹（湿热、湿盛型）。

【来源】《王静安50年临证精要》

第十九章 鹅口疮

鹅口疮又称雪口病，为白色念珠菌感染在黏膜表面形成白色斑膜的疾病。临床表现为口腔黏膜表面覆盖白色乳凝块样小点或小片状物，可逐渐融合成大片，不易擦去，周围无炎症反应，一般不影响吃奶，无全身症状。重症则整个口腔均被白色斑膜覆盖，甚至可蔓延到咽、喉头、食管、气管、肺等处，此时可危及生命。

中医认为本病的发生可由胎热内蕴，或体质虚弱，久病久泻，或调护不当，口腔不洁，感受秽毒之邪所致。临床常见分型为心脾积热、虚火上浮。中医按照"鹅口疮"治疗。

第一节 内服方

加减甘露消毒丹

【组成】滑石10克，黄芩6克，藿香7克，通草、白蔻各5克，射干4克，薄荷、菖蒲各3克，连翘8克，苍术6克，佩兰6克，黄连5克，栀子7克。

【用法】水煎服，每天2次，每日1剂。

【功效】清热解毒利湿。

【主治】鹅口疮（湿热并重型）。

【来源】《儿科病证治精要》

❧ · 五倍子泻心汤 · ❧

【组成】生地黄6克，薄荷2克，五倍子1.5克，黄芩6克，黄连3克，生大黄（后下）2克。

【用法】水煎服，每日2次，日1剂。

【功效】清泻积热。

【主治】鹅口疮（心脾积热型）。

【来源】河南中医，2008，28（9）

❧ · 清心凉血汤 · ❧

【组成】黄连6克，连翘9克，生甘草6克，竹叶9克，丹皮8克，白茅根15克。

【用法】水煎服，每次5~10毫升，分4~5次，日1剂。

【功效】清泻积热。

【主治】鹅口疮（心脾积热型）。

【来源】山东医药，2009，49（17）

❧ · 刘东昇自拟方 · ❧

【组成】川黄连1.5克，酒芩6克，麦冬9克，金银花6克，连翘6克，熟大黄3克，云苓6克，灯心草0.9克，甘草3克。

【用法】水煎服，每天2次，每日1剂。

【功效】清热凉血，渗湿散风。

【主治】鹅口疮（心脾毒热熏蒸型）。

【来源】《方证相应——济南中医儿科方证流派传承辑要》

❧ · 张来英自拟清热除湿汤 · ❧

【组成】炙黄芪15克，茯苓、泽泻、黄连各9克，滑石、苦参、升麻各6克，甘草3克，栀子、生石膏、灯心草各9克。

【用法】水煎服，每天2次，每日1剂。

【功效】清热解毒泻火。

【主治】鹅口疮（心脾积热型）。

【来源】山西中医，2018，34（8）

❧· 张介安自拟清心汤 ·❧

【组成】黄连5克，黄芩、生地、赤芍、石斛、丹皮各10克，栀子6克，银花12克，生石膏15克，甘草3克。

【用法】水煎服，每日2次，日1剂。

【功效】清心泻热，凉血解毒。

【主治】鹅口疮（心脾积热型）。

【来源】《中国名医名方》

第二节　外用方

❧· 外敷消炎止痛方 ·❧

【组成】莱菔子、白芥子、地肤子各10克，食醋适量。

【用法】上要用砂锅文火炒至微黄，共研为细末。调成膏状，把药膏分涂于2平方厘米的纱布或白布上，膏厚约2毫米，面积约1平方厘米，将其贴于患儿两侧涌泉穴，胶布固定。每日1次，连用3天。

【功效】引热下行，降火止痛。

【主治】鹅口疮（虚火、实热型）。

【来源】《古今中药外治高效验方1000首》

❧ 外敷敛疮生肌方 ❧

【组成】乌梅炭、枯矾、儿茶各9克，硼砂1.5克。

【用法】先将乌梅置锅内，用烈火煅，使乌梅肉变成褐色即可（不要煅制过火），备用。再把枯矾研末，然后按剂量将乌梅炭等混合研成细末，最后加冰片1.5克即成。将口腔清洗后，把药粉均匀撒布上。3次为1个疗程。

【功效】解毒收湿敛疮。

【主治】鹅口疮（虚火、实热型）。

【来源】《古今中药外治高效验方1000首》

❧ 外敷清热方 ❧

【组成】板蓝根10克。

【用法】上药煎浓汁，用医用棉签蘸药液反复擦洗患处，一日5~6次，10次为1个疗程。

【功效】清热解毒。

【主治】鹅口疮（实热型）。

【来源】《古今中药外治高效验方1000首》

❧ 外涂散 ❧

【组成】五倍子36克，枯矾24克，冰糖2.1克。

【用法】先将五倍子炒黄，后加入白糖少许炒片刻，待溶化完倒出晾干，和枯矾共研细末备用，用时取香油调成稀糊状，抹于患处，每日2~3次。

【功效】引热下行。

【主治】鹅口疮（虚火型）。

【来源】《中医外治法大全》

ᏺᏺ · 半夏散 · ᏺᏺ

【组成】生半夏6克，黄连3克，山栀3克，食醋适量。

【用法】先将上药磨成细粉，用食醋调成糊状，于临睡前敷于脐部，外用胶布固定，1日1换，7日为1个疗程。

【功效】清热解毒。

【主治】鹅口疮（心脾积热型）。

【来源】《中药外治法》

ᏺᏺ · 吴茱萸散 · ᏺᏺ

【组成】吴茱萸5克，食醋适量。

【用法】先将吴茱萸磨成细粉，加入食醋调成糊状，临睡前敷于双涌泉穴，外用胶布固定，次日早晨揭去，1日1换，7日为1个疗程。

【功效】引热下行。

【主治】鹅口疮（阴虚火炎型）。

【来源】《中药外治法》

ᏺᏺ · 敷脐散 · ᏺᏺ

【组成】细辛14克，食醋适量。

【用法】先将细辛磨成细粉，装瓶密封备用，用时取药粉2克，加食醋调成糊状，外敷脐部，以胶布固定，1日1换，7日为1个疗程。

【功效】引热下行。

【主治】鹅口疮（阴虚火炎型）。

【来源】《中药外治法》

ᏺᏺ · 家传鹅口散 · ᏺᏺ

【组成】生蒲黄、西黄、煅石膏、冰片各等份适量。

【用法】上药研末成粉剂，每瓶内装3克。使用时最好先用生理盐水清洗患处，然后用消毒棉棒沾药涂敷患处，每日3~4次。为使药物接触患处时间更长些，在涂药1小时内暂不喂奶。

【功效】清热解毒，消肿止痛，去腐生肌。

【主治】鹅口疮（火热型）。

【来源】中医杂志，1995，36（12）

·桂附散·

【组成】肉桂、附子各等量。

【用法】先将上药共研细末，另加面粉适量，以高粱酒调成饼状，外敷足心，外用胶布固定，每日更换1~2次。

【功效】引热下行。

【主治】鹅口疮（虚火型）。

【来源】《中医药学高级丛书——中医儿科学》

·鹅口疮散·

【组成】梅片18克，枯矾9克，青黛15克，玄明粉30克。

【用法】先将上药共研细末，清洗患处后以药粉少许撒于患处，每日3次。

【功效】泻火解毒。

【主治】鹅口疮（湿热型）。

【来源】《中医药学高级丛书——中医儿科学》

·五倍枯矾方·

【组成】五倍子36克，枯矾24克，白糖2克，香油适量。

【用法】先将五倍子炒黄，加入白糖2克，稍炒片刻，待完全熔化为度，倒出晒干，和枯矾24克共研细末，用香油调成糊状，用棉签蘸药涂于患处，每日2~3次。

【功效】滋阴泻火。

【主治】鹅口疮（虚火上炎型）。

【来源】《儿科疾病外治全书》

·青连散·

【组成】青黛15克，黄连9克，朱砂4.5克。

【用法】先将上药共研细末，清洁口腔后以药粉少许撒于患处，每日3~4次。

【功效】清热泻火解毒。

【主治】鹅口疮（心脾积热型）。

【来源】《中医药学高级丛书——中医儿科学》

·寒水石方·

【组成】寒水石9克，黄连、青黛、乳香、石膏各15克，冰片、硼砂各6克。

【用法】将上药共研细末，密封贮存，用棉签蘸药涂擦患处，或用纸筒将此药少许吹入患处，每日2~3次。

【功效】清热泻火。

【主治】鹅口疮（心脾积热型）。

【来源】《儿科疾病外治全书》

·银连汤·

【组成】金银花15克，黄连3克，生甘草6克。

【用法】水煎30分钟，外涂患处，每日3次。

【功效】清心泻热，凉血解毒。

【主治】鹅口疮（心脾积热型）。

【来源】浙江中医杂志，2019，54（4）

～・外用经验方・～

【组成】金银花10克，黄芩10克，黄连3克，石膏15克，青黛5克，山栀子10克，淡竹叶10克。

【用法】研极细末，与香油、陈醋混匀，涂于口腔黏膜患处，每天4次。

【功效】清心泻热、凉血解毒。

【主治】鹅口疮（心脾积热型）。

【来源】继续医学教育，2013，27（12）

第二十章 口 炎

　　口炎是小儿较为常见的疾病，以口腔黏膜、舌体及齿龈等处出现大小不等淡黄色或灰白色溃疡，局部灼热疼痛，或伴发热、流涎为特征的口腔疾病。本病以2~4岁的婴幼儿多见，既可单独发生，也可伴发于其他疾病。少数体质虚弱者，口炎可反复发生，迁延难愈。

　　中医认为本病病因包括内因和外因两方面。内因责之于素体积热或阴虚火旺；外因主要是感受外邪，风热乘脾；或调护不当，秽毒内侵，心脾积热。临床分型为风热乘脾、心火上炎、脾胃积热、虚火上浮。可按照中医"口疮""口糜"等治疗。

第一节　内服方

～ 贾六金自拟方1 ～

【组成】知母8克，黄柏8克，生地黄8克，山茱萸8克，山药8克，山药8克，当归8克，黄连4克，生石膏10克，牡丹皮8克，赤芍8克，升麻6克，甘草6克。

【用法】水煎服，每天2次，每日1剂。

【功效】滋阴泻火，清热凉血。

【主治】口炎（阴虚火旺、虚实夹杂）。

【来源】《贾六金中医儿科经验集》

❧ · 贾六金自拟方2 · ❧

【组成】藿香10克，栀子10克，石膏10克，防风10克，生地8克，淡竹叶10克，黄连4克，升麻10克，甘草6克，炒三仙各12克。

【用法】水煎服，每天2次，每日1剂。

【功效】清心经之热，泻脾胃伏火。

【主治】口炎（心火上炎及脾胃积热）。

【来源】《贾六金中医儿科经验集》

❧ · 董廷瑶自拟方 · ❧

【组成】淡竹叶6克，小生地9克，生甘草3克，通草4.5克，黄连1.8~3克，生石膏18克（先煎），活芦根30克，碧玉散12克（包），人中白6克。

【用法】水煎服，每天2次，每日1剂。

【功效】清心经之热，泻脾胃伏火。

【主治】口炎（心火及脾胃火热）。

【来源】《中国百年百名中医临床家丛书——董廷瑶》

❧ · 王静安自拟加味导赤散 · ❧

【组成】淡竹叶9克，通草6克，生地9克，麦冬9克，藿香6克，佩兰4.5克，栀子3克，生甘草3克。

【用法】水煎服，每天2次，每日1剂。

【功效】清心脾之热。

【主治】口炎（心脾实热型）。

【来源】《王静安50年临证精要》

ᴥ· 王静安自拟方1 ·ᴥ

【组成】知母6克，黄柏9克，天冬10克，川牛膝9克，生地10克，玄参10克，淡竹叶9克，通草6克，生地9克，麦冬9克，藿香6克，佩兰4.5克，栀子3克，生甘草3克。

【用法】水煎服，每天2次，每日1剂。

【功效】引火归原，滋阴降火。

【主治】口炎（虚火上浮型）。

【来源】《王静安50年临证精要》

ᴥ· 王静安自拟方2 ·ᴥ

【组成】薄荷6克，芥花6克，蝉蜕9克，银花9克，淡竹叶9克，通草6克，生地9克，麦冬9克，藿香6克，佩兰4.5克，栀子3克，生甘草3克。

【用法】水煎服，每天2次，每日1剂。

【功效】疏风散火，清热解毒。

【主治】口炎（表卫闭郁型）。

【来源】《王静安50年临证精要》

ᴥ· 刘东昇自拟方 ·ᴥ

【组成】升麻3克，栀子6克，生石膏9克，生地6克，麦冬6克，通草3克，竹叶6克，川黄连1.5克，甘草3克，灯心草0.9克。

【用法】水煎服，每天2次，每日1剂。

【功效】滋阴降火，清心脾。

【主治】口疮（心脾积热型）。

【来源】《方证相应——济南中医儿科方证流派传承辑要》

·· 杨献春自拟清导合剂方 ··

【组成】黄芩6克，栀子6克，黄连3克，薄荷9克，大黄3克，竹叶6克，灯心草3克，甘草6克，石膏15克，赤芍9克，牡丹皮9克，生地6克。

【用法】水煎服，每天2次，每日1剂。

【功效】清热解毒，通腑泻火。

【主治】口疮（心脾积热证）。

【来源】《方证相应——济南中医儿科方证流派传承辑要》

·· 白文自拟加减清热泻脾散 ··

【组成】栀子、黄连各10克，生石膏40克，生地黄20克，黄芩15克，赤茯苓12克，灯心草3克。

【用法】水煎服，每天2次，每日1剂。

【功效】清热泻火解毒。

【主治】口疮（心脾积热证）。

【来源】中医中药杂志，2005，24（12）

·· 吴爱先自拟口疮饮 ··

【组成】生石膏5~15克，生地黄3~8克，知母3~6克，天冬、麦冬各3~10克，黄连1~4克，生大黄2~8克，灯芯草3~5克，淡竹叶3~12克，通草2~6克，生甘草1~4克，丝瓜络5~10克。

【用法】水煎服，每天2次，每日1剂。

【功效】清胃泻火，解毒养阴。

【主治】口疮（胃火炽盛证）。

【来源】浙江中医药大学学报，1996，20（4）

ᕯ· 王乐平自拟方 ·ᕬ

【组成】沙参10克，玄参10克，石斛10克，生石膏30克，碧玉散10克，人中黄5克，连翘15克，茅根、芦根各30克，竹茹10克，全瓜蒌30克。

【用法】水煎服，每天2次，每日1剂。

【功效】清热泻火，甘寒养阴。

【主治】口疮（心脾积热、脾胃热盛型）。

【来源】《儿科病证治精要》

ᕯ· 陆义进自拟方 ·ᕬ

【组成】沙参6克，玄参6克，牛蒡子6克，黄芩6克，银花6克，连翘8克，板蓝根10克，生地6克，麦冬6克，淡竹叶10克。

【用法】水煎服，每天2次，每日1剂。

【功效】清热泻火解毒。

【主治】口疮（心脾积热、脾胃热盛型）。

【来源】《儿科病证治精要》

第二节　外用方

ᕯ· 外涂散 ·ᕬ

【组成】冰片1.5克，硼砂15克，玄明粉15克，朱砂1.8克。

【用法】上药共研细末，每用少许调蜂蜜涂于口舌上，每日5~6次。

【功效】通腑泻火。

【主治】口炎（心脾积热）。

【来源】《中医外治法大全》

·贴敷散·

【组成】冰片9克，半夏9克，南星9克，巴豆2粒。

【用法】上药研细末，开水调成糊状，摊于清洁的布面上，敷贴涌泉穴，绷带包扎，卧床休息，24小时取下。

【功效】引热下行。

【主治】口炎（虚火上炎型）。

【来源】《中医外治法大全》

·外敷散1·

【组成】生半夏6克，黄连3克，栀子3克。

【用法】上药共研细末，陈醋调成糊状，睡前敷贴涌泉穴，纱布包扎，次日去掉，每日1次。

【功效】通腑泻火，引火下行。

【主治】口炎（心经积热）。

【来源】《中医外治法大全》

·外敷散2·

【组成】吴茱萸2克，陈醋2毫升，蜂蜜2克。

【用法】将上药调成糊状，直接贴敷于双足涌泉穴，外用纱布，胶布固定，每天调换1次，3次为1个疗程。

【功效】引热下行。

【主治】口炎（虚火型）。

【来源】《中医药学高级丛书——中医儿科学》

∽· 野菊花散 ·∽

【组成】野菊花、薄荷、连翘、板蓝根、金银花各10克，玄参15克。

【用法】加水1000毫升煎沸，待温后漱口，每次至少含漱3分钟，每日3~5次。

【功效】清热泻火。

【主治】口炎（实热型）。

【来源】《中医药学高级丛书——中医儿科学》

∽· 冰片散 ·∽

【组成】冰片3克，硼砂6克，玄明粉12克，朱砂6克，青黛6克。

【用法】上药共研细末，每次取适量，清洁口腔后涂敷患处，每日3次。

【功效】清热泻火。

【主治】口炎（实热型）。

【来源】《高等中医院校教学参考丛书——中医儿科学》

∽· 五倍子散 ·∽

【组成】五倍子10克，雄黄6克，冰片1克。

【用法】上药共研细末，每次取适量，清洁口腔后涂敷患处，每日3次。

【功效】清热泻火，引热下行。

【主治】口炎（实热及虚热型）。

【来源】《高等中医院校教学参考丛书——中医儿科学》

❧·外用经验散·❧

【组成】青黛1克，血竭1克，辰砂1克，冰片1克，人工牛黄0.5克，黄柏0.5克，琥珀0.5克。

【用法】上药共研细末，清洁口腔后吹入口腔患处，每日3~4次。

【功效】清热泻火解毒。

【主治】口疮（心脾积热、脾胃热盛型）。

【来源】《儿科病证治精要》

❧·五倍子泻心汤·❧

【组成】五倍子4.5克，黄连3克，黄芩6克，大黄6克，薄荷3克。

【用法】上药共研细末，清洁口腔后涂于患处，每日3次。

【功效】清热泻火解毒，收敛止痛。

【主治】口疮（心脾积热型）。

【来源】中医研究，1995，8（2）

❧·胡黄连散·❧

【组成】胡黄连6克，川大黄6克，生南星3克，吴茱萸15克。

【用法】上药共研细末，1岁以下每次用3克，1岁以上每次6~12克。用醋调成糊状，晚上敷于双足涌泉穴，外用纱布包扎，胶布固定，次日取下，连用3天。

【功效】清热解毒，生肌止痛。

【主治】口疮（心脾积热型）。

【来源】《儿科疾病外治全书》

黎炳南自拟方

【组成】细辛、吴茱萸各10克。

【用法】研细，以醋调成糊状，贴敷于双涌泉穴，每晚1贴，约贴12小时取下。

【功效】引火下行。

【主治】口炎（虚火上炎）。

【来源】《黎炳南儿科经验集》

王静安自拟外用吹口丹

【组成】牛黄3克，硼砂30克，黄连3克，孩儿茶30克，黄柏60克，栀子60克，甘草60克，冰片9克。

【用法】将上药除冰片烘干外，共研为细末，再加冰片研为极细末调匀，用瓶收贮，盖严勿受潮。温开水洗净口腔后，将药末撒入口腔内患处。

【功效】清热泻火。

【主治】口炎（心脾积热型）。

【来源】《王静安50年临证精要》

刘云山自拟吴茱萸粉

【组成】吴茱萸9克，面粉3克。

【用法】将吴茱萸研为细末与面粉和匀，用烧开的食醋调和成糊状，平摊纱布上贴敷足心，后用绷带包缠5天。

【功效】引热下行。

【主治】口炎（虚火上炎型）。

【来源】《刘云山儿科秘录》

第二十一章　猩红热

猩红热是感染 A 族乙型溶血性链球菌引起的急性出疹性疾病，临床以发热，咽喉肿痛或伴腐烂，杨梅舌，环口苍白圈，全身布发猩红色皮疹，疹后脱屑脱皮为特征。可并发中耳炎、鼻窦炎、肾小球肾炎等，严重可引起败血症、脑膜炎等，远期可引起变态反应性并发症，如风湿性心脏病、风湿性肾炎等。

中医认为本病为感受猩红热时邪，邪侵肺胃，毒炽气营，上蒸咽喉，外透肌肤，内迫营血，疹后可致肺胃阴伤。临床常见分型为邪侵肺卫、毒炽气营、肺胃阴伤。中医可按照"疫痧""疫疹""烂喉痧""烂喉丹痧"等治疗。

第一节　内服方

～◆～ 银柴退热汤 ～◆～

【组成】柴胡10克，黄芩10克，金银花10克，连翘10克，生石膏（先煎）15克，牛蒡子10克，葛根10克，蝉蜕6克，黄连6克，升麻10克，大青叶10克，紫花地丁10克，板蓝根10克，甘草6克。

【用法】水煎服，日1剂。

【功效】清泄邪毒。

【主治】猩红热（邪毒炽盛型）。

【来源】中医儿科杂志，2017，13（1）

·凉营清气汤·

【组成】丹皮、生石膏各5~10克，黄连3~6克，鲜生地、鲜竹叶、鲜芦根、玄参、连翘各5~10克。

【用法】水煎200~300毫升，加红糖后多次温热频服，日1剂。

【功效】清气凉营，泻火解毒。

【主治】猩红热（气营两燔型）。

【来源】四川中医，2015，33（6）

·王伯岳自拟清解汤1·

【组成】金银花9克，连翘9克，牛蒡子9克，荆芥穗6克，薄荷3克，黄芩6克，蝉蜕3克，大青叶9克，甘草3克，锦灯笼6克。

【用法】水煎服，每天2次，每日1剂。

【功效】清热解表。

【主治】猩红热（邪侵肺卫型）。

【来源】《王伯岳医学全集》

·王伯岳自拟解毒汤2·

【组成】青黛6克，儿茶6克，鲜生地9克，连翘9克，生石膏12克，知母9克，黄芩6克，马勃6克，甘草3克，蒲公英9克。

【用法】水煎服，每天2次，每日1剂。

【功效】清热解毒。

【主治】猩红热（毒炽气营型）。

【来源】《王伯岳医学全集》

·王伯岳自拟甘桔汤·

【组成】桔梗9克，麦冬6克，天花粉9克，连翘9克，蝉蜕3

克，大青叶6克，锦灯笼6克，甘草3克，地骨皮9克。

【用法】水煎服，每天2次，每日1剂。

【功效】清热滋阴。

【主治】猩红热（肺胃阴伤型）。

【来源】《王伯岳医学全集》

·•· 赵心波经验方 ·•·

【组成】金银花10克，连翘10克，芥穗5克，蝉蜕3克，牛蒡子3克，射干6克，马勃5克，黄芩6克，芦根3克。

【用法】水煎服，每天2次，每日1剂。

【功效】疏散透疹，清热解毒。

【主治】猩红热（邪侵肺卫型）。

【来源】《赵心波儿科临床经验选编》

·•· 赵心波自拟解毒退热利咽方 ·•·

【组成】板蓝根10克，生石膏18克，竹叶3克，赤芍5克，丹皮3克，芦根10克，生地12克，金银花10克，连翘10克，牛蒡子3克，玄参6克。

【用法】水煎服，每天2次，每日1剂。

【功效】清营泻热，解毒滋阴。

【主治】猩红热（毒炽气营型）。

【来源】《赵心波儿科临床经验选编》

·•· 刘东昇自拟方1 ·•·

【组成】水牛角15克，牡丹皮9克，生地9克，赤芍9克，玄参9克，川黄连1.5克，地丁9克，板蓝根9克，马勃1.5克，金银花12克，黛蛤散9克，芦根24克。

【用法】水煎服，每天2次，每日1剂。

【功效】清营解表利咽。

【主治】猩红热（邪侵肺卫型）。

【来源】《方证相应——济南中医儿科方证流派传承辑要》

❧ 刘东昇自拟方2 ❧

【组成】羚羊角粉0.9克（冲），鲜生地9克，牡丹皮6克，金银花6克，浮萍6克，连翘6克，杭白芍6克，竹叶6克，麦冬6克，玄参6克，桑叶6克，芦根9克。

【用法】水煎服，每天2次，每日1剂。

【功效】护阴祛邪。

【主治】猩红热（毒炽营血型）。

【来源】《方证相应——济南中医儿科方证流派传承辑要》

❧ 刘东昇自拟方3 ❧

【组成】西洋参3克，羚羊角粉0.9克（冲），鲜生地9克，玄参9克，白芍6克，鲜石斛6克，栀子6克，酒芩6克，忍冬藤6克，连翘6克，芦根9克。

【用法】水煎服，每天2次，每日1剂。

【功效】滋阴补元，清热解毒。

【主治】猩红热（热灼真阴型）。

【来源】《方证相应——济南中医儿科方证流派传承辑要》

❧ 孟宪兰自拟猩红热方 ❧

【组成】金银花15克，连翘10克，赤芍10克，牡丹皮10克，板

187

蓝根15克，生地15克，玄参12克，紫花地丁10克，黄连5克，桔梗9克，牛蒡子5克，马勃5克，生甘草3克，羚羊角粉1支（冲）。

【用法】水煎服，每天2次，每日1剂。

【功效】清热解毒凉血，利咽消斑。

【主治】猩红热（外邪袭表型）。

【来源】《孟宪兰儿科经验集》

～· 高仲山自拟喉痧汤 ·～

【组成】连翘、银花、芦根、玄参、竹茹、麦冬各15克，牛蒡子、栀子、黄芩各10克，生地20克。

【用法】水煎服，5小时1次，每日1剂。

【功效】清营泻热，解毒滋阴。

【主治】猩红热（毒炽气营型）。

【来源】河南中医学院学报，1976，1（2）

～· 汤文学自拟加减银翘散 ·～

【组成】连翘、银花、板蓝根各15克，牛蒡子、豆豉、黄芩、焦栀子各10克，荆芥6克，薄荷、生甘草各5克，马勃4克，蒲公英30克。

【用法】水煎服，每日2次，每日1剂。

【功效】疏风透疹，清热解毒。

【主治】猩红热（邪侵肺卫型）。

【来源】四川中医，1990，9（11）

～· 董建华自拟方1 ·～

【组成】荆芥5克，牛蒡子5克，马勃2.5克（包），射干5克，生甘草3克，蝉蜕5克，金银花12克，连翘10克，薄荷5克（后下）。

【用法】水煎服，日1剂。

【功效】辛凉解毒透痧。

【主治】烂喉痧（邪犯肺胃型）

【来源】《董建华临床经验》

·　董建华自拟方2　·

【组成】鲜生地黄10克，鲜石斛10克，黑山栀10克，牡丹皮6克，赤芍10克，玄参12克，生石膏15克（先下），连翘10克，生甘草3克，白茅根15克，芦根15克。

【用法】水煎服，日1剂。

【功效】清气凉营透痧。

【主治】烂喉痧（热入气营型）。

【来源】《董建华临床经验》

第二节　外用方

·　外用散剂验方　·

【组成】西瓜霜15克，硼砂15克，朱砂1.8克，僵蚕1.8克，冰片1.5克，人中白3克，青黛10克，牛黄1克，珍珠1克。

【用法】共研极细末，密封瓷瓶内勿泄气，吹撒患处，每日3次。

【功效】解毒祛痰，去腐生肌。

【主治】烂喉痧（肺胃阴伤）。

【来源】《儿科疾病外治全书》

中药含漱方

【组成】薄荷10克，银花10克，野菊花15克，生甘草6克，沙参10克，土茯苓10克。

【用法】水煎滤清，每剂300毫升，含漱，每日3次。

【功效】清热解毒利咽。

【主治】烂喉痧（邪侵肺卫型）。

【来源】《儿科疾病外治全书》

加味珠黄散

【组成】珠粉2.1克，西黄1.5克，琥珀2.1克，西瓜霜3克。

【用法】上药研极细末，贮存并勿令出气。用时吹喉，或每日服0.6克。

【功效】消肿止痛，化毒生肌。

【主治】烂喉痧（邪侵肺胃型）

【来源】《喉痧症治概要》

赵心波自拟外敷方

【组成】西瓜霜10克，青黛面6克，黄柏面6克，冰片0.6克。

【用法】共研匀，吹敷患处。

【功效】清热解毒利咽。

【主治】猩红热并发口腔溃烂。

【来源】《赵心波儿科临床经验选编》

第二十二章 水 痘

水痘是一种传染性极强的儿童期出疹性疾病，与带状疱疹为同一病毒所引起的两种不同表现的临床病症。其临床特点为皮肤黏膜相继出现和同时存在斑疹、丘疹、疱疹和结痂等各类皮疹，全身症状轻微。水痘为原发感染。经过飞沫或接触传播，感染后可获得持久的免疫力，但以后可以发生带状疱疹。冬春季节多发。

中医认为本病为感受水痘时邪，主要病机为时邪蕴郁肺脾，湿热蕴蒸，透于肌表。临床常见分型为邪伤肺卫、邪炽气营、变证（邪毒闭肺、邪陷心肝）。可按照中医"水痘""水疱""水花""水疮"等辨证治疗。

第一节 内服方

加减银翘散

【组成】银花、连翘各20克，荆芥穗12克，淡豆豉、牛蒡子、桔梗、薄荷、竹叶各10克，生甘草6克，鲜芦根15克，大青叶、蒲公英、板蓝根各20克。

【用法】水煎服，每天2次，每日1剂。

【功效】疏风清热，解毒透疹。

【主治】水痘（邪郁肺脾型）。

【来源】《儿科病证治精要》

·解毒饮·

【组成】金银花12克，连翘、苦参各10克，车前子15克，蝉蜕6克，地肤子8克。

【用法】水煎服，每日2次，第日1剂。

【功效】清热解毒利湿。

【主治】水痘（邪伤肺卫型）。

【来源】山西中医，2018，34（10）

·银翘柴胡汤·

【组成】连翘15克，金银花15克，桔梗6克，薄荷6克，生甘草5克，牛蒡子6克，柴胡20克，法半夏12克，生薏苡仁30克，党参10克，大枣10克，生石膏30克，升麻20克，葛根20克，赤芍15克。

【用法】水煎服，每日2次，每日1剂。

【功效】清热解毒透疹。

【主治】水痘（邪伤肺卫型）。

【来源】实用中医药杂志，2015，31（6）

·清热解毒汤·

【组成】金银花、连翘、紫花地丁各15克，蒲公英10克，牛蒡子5克，玄参6克，石膏10克，知母5克，荆芥10克，防风10克，薄荷10克，甘草5克。

【用法】水煎服，每日2次，每日1剂。

【功效】疏风解表，清热解毒。

【主治】水痘（邪伤肺卫型）。

【来源】实用中西医结合临床，2014，14（3）

❧ ·水痘康复饮· ❧

【组成】金银花30克，连翘15克，蒲公英15克，牛蒡子15克，蝉蜕10克，升麻15克，赤芍15克，紫草30克，青黛10克，白蒺藜15克，车前草30克，土茯苓30克，生桑皮30克，生薏苡仁30克，白果10克，生甘草10克。

【用法】水煎服，每日3次，每日1剂。

【功效】透疹凉血解毒，宣肺利湿止痒。

【主治】水痘（邪炽气营型）。

【来源】中国中医急症，2013，22（5）

❧ ·银翘甘露汤· ❧

【组成】金银花、连翘、牛蒡子、茵陈、赤芍、鸡苏散（包）、生薏苡仁各10克，藿香、炒黄芩各6克，白豆蔻（后下）3克。

【用法】水煎服，每日2~3次，每日1剂。

【功效】疏风解表，清热解毒化湿。

【主治】水痘（邪伤肺卫型）。

【来源】中医儿科杂志，2009，5（3）

❧ ·赵心波自拟方· ❧

【组成】蒲公英6克，金银花10克，紫地丁6克，连翘10克，黄芩5克，芦根10克，炒栀子3克，薄荷2.4克，蝉蜕3克，通草3克，滑石10克，甘草3克。

【用法】水煎服，每天3~4次，每日1剂。

【功效】散风清热。

【主治】水痘（邪伤肺卫）。

【来源】《赵心波儿科临床经验选编》

何世英自拟方1

【组成】银花、连翘、赤芍各4.5克，芥穗、蝉衣、山栀皮各3克，茅根、芦根各9克。

【用法】水煎服，每天2次，每日1剂。

【功效】辛凉疏解。

【主治】水痘（邪伤肺卫）。

【来源】《中国百年百名中医临床家丛书——何世英》

何世英自拟方2

【组成】竹叶、薄荷、蝉衣、白芷各3克，连翘、板蓝根、银花各6克，黄芩、丹皮、赤芍各4.5克，茅根15克。

【用法】水煎服，每天2次，每日1剂。

【功效】解表息风。

【主治】水痘（邪炽气营）。

【来源】《中国百年百名中医临床家丛书——何世英》

刘东昇自拟方

【组成】金银花6克，连翘6克，赤芍6克，通草6克，竹叶6克，薄荷3克，蒲公英6克，栀子6克，蝉蜕3克，桔梗6克，滑石9克，杏仁6克，牛蒡子3克。

【用法】水煎服，每天2次，每日1剂。

【功效】清散风热，渗湿解毒。

【主治】水痘（外感风热，湿蕴肺胃）。

【来源】《方证相应——济南中医儿科方证流派传承辑要》

❧·孟宪兰自拟水痘方·❧

【组成】金银花15克，连翘9克，黄芩9克，栀子6克，藿香6克，佩兰9克，滑石15克，蒲公英10克，桔梗9克，杏仁6克，蝉蜕6克，赤芍6克，牡丹皮9克，生甘草6克。

【用法】水煎服，每天2次，每日1剂。

【功效】清热解毒利湿，祛风凉血。

【主治】水痘（风热邪毒夹湿型）。

【来源】《孟宪兰儿科经验集》

❧·秦英自拟方·❧

【组成】银花12克，连翘15克，牛蒡子、薄荷、紫草、竹叶、丹参、防风各9克，黄芩、桔梗各10克，白鲜皮、蝉蜕各6克。

【用法】水煎服，每天2次，每日1剂。

【功效】清热解毒疏风，祛湿透疹。

【主治】水痘（邪郁肺脾型）。

【来源】《儿科病证治精要》

❧·孙钢自拟清痘解毒汤·❧

【组成】连翘、白鲜皮各15克，银花、赤芍、丹皮各10克，薄荷、蝉衣各5克，生苡仁、大青叶各30克，紫草20克，野菊花、苦参各15克，紫花地丁30克。

【用法】水煎服，每天2次，每日1剂。

【功效】清热解毒，凉营透疹。

【主治】水痘（邪炽气营型）。

【来源】《儿科病证治精要》

第二节 外用方

❧ · 外洗方 · ❧

【组成】银花、连翘、六一散、车前子各10克，紫花地丁、黄花地丁各15克。

【用法】上药共煎汤100毫升，兑入温水（最后用烧开后放温的水）中外洗患部，每日1~2次，3天为1个疗程。

【功效】清热化湿解毒。

【主治】水痘（常证各型）。

【来源】《古今中药外治高效验方1000首》

❧ · 外敷方 · ❧

【组成】青黛30克。

【用法】青黛研末，用脱脂棉蘸后涂于患处，每日3~4次，3~5天为1个疗程。

【功效】清热解毒利湿。

【主治】水痘（各型）。

【来源】《古今中药外治高效验方1000首》

❧ · 青黛散1 · ❧

【组成】青黛30克，煅石膏50克，滑石50克，黄柏15克，冰片10克，黄连10克。

【用法】上药共研成细粉，和匀，拌香油适量，调搽患处。1日1次。

【功效】清热凉营，解毒利湿。

【主治】水痘（毒炽气营型）。

【来源】《高等中医院校教学参考丛书——中医儿科学》

·青黛散2·

【组成】青黛、黄柏各30克，生石膏、滑石各50克。

【用法】上药共研成细粉，和匀，拌香油适量，调搽患处。若疱疹破溃者，可直接将药粉撒于患处，1日3次。

【功效】清热解毒利湿。

【主治】水痘（毒热型）。

【来源】《中医儿科学临床研究》

·沐浴汤·

【组成】银花、连翘、六一散、车前子各10克，紫花地丁15克。

【用法】加水1000毫升，煎煮去药渣，将药液倒入盆中待温后，让患儿沐浴20~30分钟，每日1次，连续2~3次。

【功效】疏风清热，解毒透疹。

【主治】水痘（邪伤肺卫型）。

【来源】《中医药学高级丛书——中医儿科学》

·银翘沐浴汤·

【组成】金银花、连翘、蒲公英、野菊花、生苡仁、车前草各20克，赤芍、生甘草各10克，土茯苓30克，黄柏15克。

【用法】加水2000~3000毫升，煎沸去药渣，将药液倒入盆中待凉后，让患儿沐浴，每次20~30分钟，每日2~3次，连续2~3日。

【功效】清热凉营，解毒透疹。

【主治】水痘（邪炽气营型）。

【来源】《中医药学高级丛书——中医儿科学》

·青黛黄柏散·

【组成】青黛、黄柏、石膏、滑石各等份。

【用法】上药共研细末，用植物油调成糊状，外涂患处，每日多次。

【功效】清热解毒透疹。

【主治】水痘（湿热蕴结型）。

【来源】《儿科疾病外治全书》

·马齿苋汤·

【组成】马齿苋120克。

【用法】上药加水1500毫升，浓煎取汁300毫升左右，滤过备用，湿敷患处。

【功效】清热解毒，敛湿止痒。

【主治】水痘（湿热蕴结型）。

【来源】《儿科疾病外治全书》

·药浴自拟方·

【组成】千里光、野菊花、板蓝根、大青叶、苦丁茶、茵陈、生地、玄参、生黄柏、生大黄、白矾各30克。

【用法】上方中药加水1000毫升，煎30分钟后去渣，取汁再兑温水37~40℃左右温热水洗澡，每日1剂，每日1~2次。

【功效】清热解毒，凉血透疹。

【主治】水痘（邪伤肺卫型）。

【来源】新疆中医药，2013，31（5）

第二十三章　流行性腮腺炎

流行性腮腺炎是由腮腺炎病毒引起的急性呼吸道传染病。临床上以腮腺肿大及疼痛为特征，局部疼痛、过敏，开口咀嚼或吃酸性食物时胀痛加剧。肿大的腮腺以耳垂为中心，向前、后、下发展，边缘不清，表面发热但多不红，触之有弹性感并有触痛。腮腺管口（位于上颌第二磨牙对面黏膜上）在早期可见红肿，有助于诊断。一次感染后可获得终身免疫，但个别抗体水平低下者亦可再次感染。

中医认为病因为外感腮腺炎时邪，其壅阻少阳经脉，凝滞腮部为本病的主要病因病机。常见分型为温毒外袭、热毒蕴结、变证（邪陷心肝、毒窜睾腹）。可参照中医"痄腮""时行腮肿""温毒""蛤蟆瘟""鸬鹚瘟"等治疗。

第一节　内服方

加减普济消毒饮

【组成】知母9克，僵蚕9克，天麻6克，黄连12克，藿香12克，大青叶15克，竹茹15克，牛蒡子9克，黄芩9克，桔梗9克，赤芍9克，薄荷6克，板蓝根30克，连翘12克，玄参9克。

【用法】水煎服，每天2次，每日1剂。

【功效】清热解毒，消肿散结，息风止痉。

【主治】流行性腮腺炎（邪陷心肝型）。

【来源】新中医，1986，18（3）

·柴胡清肝汤·

【组成】川芎9克，当归6克，赤芍12克，生地黄15克，北柴胡6克，连翘9克，牛蒡子9克，黄芩12克，栀子9克，天花粉15克，防风6克，板蓝根15克，马齿苋15克，紫草15克，薏苡仁18克，甘草3克。

【用法】水煎服，每日1剂，分2次饭后服。

【功效】疏风解毒，散结消肿。

【主治】流行性腮腺炎（邪犯少阳型）

【来源】福建中医药，2013，44（6）

·王伯岳自拟清解汤·

【组成】龙胆草9克，黄芩6克，连翘9克，板蓝根9克，蒲公英9克，甘草3克，山栀子6克，夏枯草9克。

【用法】水煎服，每天2次，每日1剂。

【功效】清热解毒，软坚散结。

【主治】流行性腮腺炎（热毒蕴结）。

【来源】《王伯岳医学全集》

·赵心波自拟方·

【组成】大青叶10克，马勃6克，金银花10克，连翘10克，黄芩6克，桔梗3克，麦冬10克，桃仁5克，花粉6克，生甘草3克，板蓝根6克，生石膏15克。

【用法】水煎服，每天2次，每日1剂。

【功效】清热解毒消肿。

【主治】流行性腮腺炎（热毒蕴结）。

【来源】《赵心波儿科临床经验选编》

· 何世英自拟方1 ·

【组成】黄芩、银花、牛蒡子、玄参、板蓝根、连翘各9克，马勃4.5克。

【用法】水煎服，每天2次，每日1剂。

【功效】清热消肿散结。

【主治】流行性腮腺炎（温毒外袭）。

【来源】《中国百年百名中医临床家丛书——何世英》

· 何世英自拟方2 ·

【组成】黄芩、银花、牛蒡子、玄参、板蓝根、连翘各9克，川楝子、橘核、荔枝核各9克，胆草、青皮各4.5克，马勃4.5克。

【用法】水煎服，每天2次，每日1剂。

【功效】清热消肿，散结止痛。

【主治】流行性腮腺炎（邪入睾丸）。

【来源】《中国百年百名中医临床家丛书——何世英》

· 何世英自拟方3 ·

【组成】黄芩、银花、牛蒡子、玄参、板蓝根、连翘各9克，天麻6克，菊花6克，竹叶4.5克，马勃4.5克，紫雪散1剂。

【用法】水煎服，每天2次，每日1剂。

【功效】清热解毒，息风开窍。

【主治】流行性腮腺炎（邪陷心肝）。

【来源】《中国百年百名中医临床家丛书——何世英》

·杨献春自拟龙柴饮·

【组成】龙胆草6克，柴胡6克，夏枯草6克，黄芩6克，黄连3克，金银花15克，板蓝根15克，桔梗9克，菖蒲9克，马勃6克，僵蚕9克。

【用法】水煎服，每天2次，每日1剂。

【功效】清肝利胆，散风解毒。

【主治】流行性腮腺炎（热毒蕴结证）。

【来源】《方证相应——济南中医儿科方证流派传承辑要》

·孟宪兰自拟腮腺炎方·

【组成】黄芩6克，龙胆草6克，连翘10克，夏枯草10克，升麻3克，柴胡9克，僵蚕10克，桔梗10克，玄参10克，板蓝根15克，牛蒡子5克，荆芥6克，薄荷6克，甘草3克。

【用法】水煎服，每天2次，每日1剂。

【功效】疏风透热，清热解毒，消肿散结。

【主治】流行性腮腺炎（热毒蕴结型）。

【来源】《孟宪兰儿科经验集》

·刘云山自拟柴葛石膏汤·

【组成】柴胡2克，葛根2克，石膏2克，桔梗2克，连翘2克，牛蒡子2克，升麻1克，黄芩2克，花粉2克，荆芥1克，防风1克，甘草1克。

【用法】以上是2~5岁用量，5岁以上用量加倍。每剂煎2次，第一次加水350毫升，煎沸25分钟取药汁100毫升；第2次加水

300毫升，煎沸20分钟取药汁100毫升，两煎药汁混匀分3次温服。

【功效】清热解毒。

【主治】流行性腮腺炎（温毒外袭型）。

【来源】《刘云山儿科秘录》

·周振农自拟方·

【组成】柴胡、黄芩、牛蒡子、白芷各10克，蒲公英、板蓝根各15克，薄荷、生甘草各6克，羌活9克，生石膏30克。

【用法】水煎服，每天2次，每日1剂。

【功效】疏风解毒，清解少阳。

【主治】流行性腮腺炎（邪郁少阳型）。

【来源】《儿科病证治精要》

·谈琳自拟清热散结汤·

【组成】金银花、板蓝根、蚤休、僵蚕、玄参、牛蒡子、夏枯草各10克，柴胡、薄荷各5克，连翘8克。

【用法】水煎服，每天2次，每日1剂。

【功效】清热解毒，消肿散结。

【主治】流行性腮腺炎（热毒型）。

【来源】《儿科病证治精要》

·王伟自拟清瘟解毒汤·

【组成】生地、板蓝根各6克，生栀子、玄参、连翘、赤芍、黄芩、竹叶各3克，牛蒡子、银花各5克，柴胡、升麻各2克。

【用法】水煎服，每天2次，每日1剂。

【功效】清瘟解毒，消肿散结。

【主治】流行性腮腺炎（毒热内蕴型）。

【来源】《儿科病证治精要》

ᴥ· 傅彩彪自拟清热消腮汤 ·ᴥ

【组成】银花12克，天花粉、蒲公英各10克，赤芍、夏枯草、浙贝各6克，僵蚕、柴胡各5克，黄连、甘草各3克，黄芩6克，生石膏30克，板蓝根15克。

【用法】水煎服，每天2次，每日1剂。

【功效】清热解毒，消腮散结。

【主治】流行性腮腺炎（毒热内蕴型）。

【来源】山西中医，1997，18（8）

ᴥ· 农志飞自拟方 ·ᴥ

【组成】柴胡15克，黄芩6克，姜半夏6克，炙甘草5克，党参10克，大枣6克，生姜5克，生石膏30克，连翘15克，夏枯草10克，僵蚕8克，桔梗6克，枳实6克。

【用法】水煎服，每日1剂，少量频服。

【功效】清热解毒，和解少阳。

【主治】流行性腮腺炎（痰热壅阻型）

【来源】中医儿科杂志，2016，12（6）

第二节 外用方

ᴥ· 外敷经验方 ·ᴥ

【组成】吴茱萸9克，冰片2克，青黛30克，米醋适量。

【用法】将吴茱萸、冰片共研为细末，以米醋调成糊状，敷双足涌泉穴，外用纱布包扎，每日换药1次；以米醋调青黛涂擦肿痛处，药干后可重复再涂，每日数次。

【功效】清热解毒消肿。

【主治】流行性腮腺炎（常证各型）。

【来源】《古今中药外治高效验方1000首》

～· 外涂经验方 ·～

【组成】鲜威灵仙根50克，米醋250克。

【用法】将威灵仙浸于米醋中3天，再用棉签蘸取药液涂患处，每2~3时涂一次。

【功效】清热解毒消肿。

【主治】流行性腮腺炎（常证各型）。

【来源】《古今中药外治高效验方1000首》

～· 二黄散 ·～

【组成】吴茱萸15克，生大黄12克，川黄连8克，胆南星4克。

【用法】将上药烘干共研细末和匀，加食醋调成糊状，做成硬笔大小药饼，于晚间睡前敷于双足涌泉穴处，胶布固定，次日取下。

【功效】清热活血化瘀，引热下行。

【主治】流行性腮腺炎（热毒瘀型）。

【来源】江苏中医，1992，37（9）。

～· 贴足散 ·～

【组成】吴茱萸9克，胡黄连6克，生大黄5克，胆南星5克。

【用法】将上药共研细末，用陈醋调成糊状，涂于涌泉穴，用纱布覆盖，胶布固定，24小时候除去，换药1次。每次用量：2~5岁6克，6~10岁9克，11~15岁12克，15岁以上15克。

【功效】清热消肿，引热下行。

【主治】流行性腮腺炎（热毒型）。

【来源】《中医外治法大全》

❀ 大青叶散 ❀

【组成】大青叶50克。

【用法】将大青叶磨成细粉，加适量水调成糊状，敷于患处，每日敷2次，每次2小时左右。7日为1个疗程。

【功效】疏风清热消肿。

【主治】流行性腮腺炎（风热表证型）。

【来源】《中药外治法》

❀ 仙人掌方 ❀

【组成】仙人掌，明矾适量。

【用法】将大仙人掌去皮去刺，与明矾一起捣烂如泥，敷于患处，稍干即换药，至肿消为止。

【功效】疏风清热消肿。

【主治】流行性腮腺炎（风热表证型）。

【来源】《中药外治法》

❀ 大黄散 ❀

【组成】生大黄5克，食醋适量。

【用法】将生大黄磨成细粉，加食醋调成糊状，涂于纱布上，范围略大于肿胀部位，贴于患处，可加一层塑料薄膜防止外渗，胶布固定，每日敷1~2次，7日为1个疗程。

【功效】清热消肿散结。

【主治】流行性腮腺炎（热毒里证型）。

【来源】《中药外治法》

∽·　腮腺炎糊剂　·∽

【组成】大黄、胡黄连、吴茱萸各15克，胆南星10克。

【用法】上药共研细末，加陈醋调成糊状，敷于两侧涌泉穴，再以纱布包扎，胶布固定，每日1剂，分2次换药。

【功效】清热消肿散结。

【主治】流行性腮腺炎（热毒型）。

【来源】《高等中医院校教学参考丛书——中医儿科学》

∽·　消肿散　·∽

【组成】鲜芙蓉叶、鲜败酱草各适量，捣烂；青黛、大黄、皂角刺、荔枝核各10克，共研细末。

【用法】将以上药物混合调匀，敷于睾丸肿胀部位，外用布带托起睾丸，药干则用清水调湿继用，每日1次。

【功效】清热消肿散结，活血止痛。

【主治】流行性腮腺炎（毒入睾丸型）。

【来源】《高等中医院校教学参考丛书——中医儿科学》

∽·　何世英自拟外敷方　·∽

【组成】鲜蒲公英连根叶1束。

【用法】洗净捣烂，以醋或鸡蛋清调敷，每日1剂。

【功效】清热消肿散结。

【主治】流行性腮腺炎（温毒外袭型）。

【来源】《中国百年百名中医临床家丛书——何世英》

～・刘云山自拟雄黄散・～

【组成】雄黄15克，枯矾15克。

【用法】将以上两味研为细末，等分3份，每天用1份，用鸡蛋清调成糊状，涂抹患部，连涂3天。

【功效】消肿散结。

【主治】流行性腮腺炎（热毒型）。

【来源】《刘云山儿科秘录》

第二十四章　手足口病

手足口病是由感受肠道柯萨奇病毒A组、B组及新型肠道病毒71型引起的急性发疹性传染病，以手掌、足跖、口腔及臀等部位斑丘疹、疱疹，或伴发热为特征。好发于学龄儿童，患者和隐性感染者主要经呼吸道、消化道和密切接触等途径传播病毒。预后一般良好，少数重证可出现脑炎、脑膜炎、肺水肿、心肌炎、呼吸和循环障碍等疾病，甚至危及生命。

中医认为本病为感受手足口病时邪，邪蕴郁肺脾，脾失健运，内湿与邪毒相搏，湿热蒸盛，外透肌表，故手、足、口及臀部等部位出现疱疹，发为手足口病。临床常见分型为：风热外袭、湿热蒸盛、邪陷心肝。中医可参照"疱疹""时疫"治疗。

第一节　内服方

❧ 宋祚民自拟方 ❧

【组成】芦根15克，白茅根15克，杭菊花6克，板蓝根6克，白僵蚕3克，生石膏15克，金银花10克，青连翘10克，炒栀子3克，蒲公英6克，大玄参10克，淡竹叶3克，通草1克。

【用法】水煎服，每天2次，每日1剂。

【功效】清热利湿解毒。

【主治】手足口病（湿热蒸盛）。

【来源】《宋祚民中医儿科临证精要》

❧· 孟宪兰自拟手足口病方 ·❧

【组成】金银花15克，连翘15克，藿香9克，桔梗6克，黄芩9克，板蓝根15克，栀子6克，赤芍6克，滑石15克，竹叶9克，甘草6克。

【用法】水煎服，每天2次，每日1剂。

【功效】疏风清热解毒，凉血化湿利咽。

【主治】手足口病（外感风热湿毒）。

【来源】《孟宪兰儿科经验集》

❧· 任丽辉自拟银翘解毒汤 ·❧

【组成】金银花15克，连翘15克，竹叶9克，生地黄、大青叶、板蓝根各15克，白茅根30克，石膏30克，知母9克，蝉蜕6克，滑石9克，甘草6克。

【用法】水煎服，每天2次，每日1剂。

【功效】疏风清热解毒。

【主治】手足口病（外感风热型）。

【来源】中医儿科杂志，2006，2（4）

❧· 解晓红自拟方1 ·❧

【组成】虎杖3~6克，银花、连翘、蒲公英、紫花地丁、丹皮各9克，赤芍、滑石各6克，甘草3克。

【用法】水煎服，每天2次，每日1剂。

【功效】清热解毒，凉血活血。

【主治】手足口病（热毒炽盛型）。

【来源】《现代中医临证经验辑粹——儿科疾病》

·◆· 解晓红自拟方 2 ·◆·

【组成】虎杖 6 克，薏苡仁 9 克，黄柏 6 克，佩兰叶 9 克，泽泻 6 克，通草 3 克，滑石 6 克，丹皮 9 克，陈皮 6 克，甘草 3 克。

【用法】水煎服，每天 2 次，每日 1 剂。

【功效】清热利湿解毒。

【主治】手足口病（湿热并重型）。

【来源】《现代中医临证经验辑粹——儿科疾病》

·◆· 解晓红自拟方 3 ·◆·

【组成】藿香 9 克，川朴 6 克，半夏 6 克，苍白术各 6 克，陈皮 9 克，云苓 9 克，焦三仙各 12 克，广木香 6 克，白鲜皮 5 克，车前子 3 克，甘草 3 克。

【用法】水煎服，每天 2 次，每日 1 剂。

【功效】健脾化湿，理气和中。

【主治】手足口病（脾虚湿聚型）。

【来源】《现代中医临证经验辑粹——儿科疾病》

·◆· 曹宏自拟方 1 ·◆·

【组成】金银花 15 克，连翘 12 克，大青叶 10 克，竹叶、蝉衣、薄荷各 6 克，桔梗、牛蒡子、六一散、芦根各 9 克。

【用法】水煎服，每天 2 次，每日 1 剂。

【功效】宣肺解表，化湿透疹。

【主治】手足口病（邪犯肺卫型）。

【来源】四川中医，1996，14（3）

·∽· 曹宏自拟方2 ·∽·

【组成】藿香、滑石、石菖蒲、黄芩、赤芍、大青叶、茵陈、蝉衣各9克，白蔻仁、射干、薄荷各6克，金银花12克，甘草3克。

【用法】水煎服，每天2次，每日1剂。

【功效】清热解毒，利湿化浊。

【主治】手足口病（毒在气分型）。

【来源】四川中医，1996，14（3）

·∽· 曹宏自拟方3 ·∽·

【组成】竹叶、知母、僵蚕各6克，生石膏20克，生地、金银花各10克，板蓝根15克，滑石、芦根、玄参各9克，甘草3克。

【用法】水煎服，每天2次，每日1剂。

【功效】解毒利湿，清热护阴。

【主治】手足口病（热毒伤阴型）。

【来源】四川中医，1996，14（3）

·∽· 徐雯自拟方 ·∽·

【组成】水牛角30克，生地黄15克，玄参、麦冬各9克，竹叶心3克，丹参6克，黄连5克，金银花、连翘各12克，赤芍、丹皮、黄芩各9克。

【用法】水煎服，每天2次，每日1剂。

【功效】清营凉血，清心开窍。

【主治】手足口病（热入营血逆传心包型）。

【来源】四川中医，1996，14（3）

❧ 路永文自拟方 ❧

【组成】黄柏5克，黄芩5克，栀子6克，大黄5克，黄连3克，蝉蜕3克，青蒿10克，知母5克，连翘10克，赤芍10克，丹皮5克，板蓝根10克，生石膏20克（先煎），甘草4克。

【用法】水煎服，每天2次，每日1剂。

【功效】清热解毒生津。

【主治】手足口病（热毒炽盛型）。

【来源】四川中医，1996，14（3）

第二节　外用方

❧ 金银花汤 ❧

【组成】金银花、板蓝根、蒲公英、车前草、浮萍各15克，黄柏10克。

【用法】将上药水煎后，待药液放凉后，外洗手足等患处疱疹，每日1剂，多次。

【功效】清热祛风解毒。

【主治】手足口病（风热蕴毒型）。

【来源】《高等中医院校教学参考丛书——中医儿科学》

❧ 蛇床子散 ❧

【组成】苦参20克，蛇床子15克，地肤子、徐长卿各20克。

【用法】先将上药装入纱布袋中，倒入1000毫升开水，置于中药熏蒸仪中，先熏蒸5分钟，然后将剩余药液外洗患部，1日2次。

【功效】清热祛湿解毒。

【主治】手足口病（湿热蒸盛型）。

【来源】《中医儿科学临床研究》

·外敷散·

【组成】煅石膏30克，黄柏、蛤壳粉各15克，白芷10克，黄丹3克。

【用法】先将上药研为细末，用香油调成糊状，外敷手足等疱疹处，外敷纱布，胶布固定，1日1换。

【功效】清热化湿解毒。

【主治】手足口病（湿热蒸盛型）。

【来源】《高等中医院校教学参考丛书——中医儿科学》

第二十五章　厌　食

厌食是以较长时期厌恶进食、食量减少为特征的一种小儿常见病证。本病可发生于任何季节，但夏季可使症状加重。城市儿童发病率较高。患儿除食欲不振外，一般无其他明显不适，预后良好，但长期不愈者，可使免疫力低下，甚至影响生长发育。

厌食中医认为病因有先天因素及后天因素，小儿生机蓬勃，发育迅速，但脏腑娇嫩，脾常不足，若先天禀赋不足，或后天调护失宜，都可影响脾胃的正常纳化功能，致脾胃不和，纳化失健，而成厌食。临床常见分型为：脾失健运、脾胃气虚、脾胃阴虚、肝脾不和。中医古代文献中无小儿厌食的病名，可参照"不思食""不嗜食""不饥不纳""恶食"等辨证治疗。

第一节　内服方

～· 醒脾消食汤 ·～

【组成】枳实10克，砂仁5克，葫芦茶10克，陈皮5克，太子参10克，鸡内金10克，山楂10克，布渣叶10克，茯苓10克。

【用法】水煎服，每日2次，日1剂。

【功效】运脾开胃。

【主治】厌食（脾失健运型）。

【来源】人人健康，2020，39（2）

❦ · 健脾和胃汤 · ❧

【组成】白术20克，党参10克，茯苓12克，山楂10克，厚朴5克，砂仁10克，柴胡10克，莱菔子2克，生麦芽6克，神曲5克，甘草2克，山药6克，鸡内金5克。

【用法】水煎服，每日2次，日1剂。

【功效】健脾益气，消食开胃。

【主治】厌食症（脾胃两虚型）。

【来源】实用中医药杂志，2020，36（1）

❦ · 扶正健脾汤 · ❧

【组成】人参3克，炒白术5克，茯苓5克，炒山楂3克，柴胡3克，炒麦芽3克，木香5克，焦三仙各3克，陈皮2克，山药6克，肉豆蔻3克，白芍3克，甘草2克。

【用法】水煎服，每日2次，每日1剂。

【功效】健脾益气开胃，滋养胃阴。

【主治】厌食（脾胃虚弱型）。

【来源】海南医学，2019，30（23）

❦ · 健脾消疳汤 · ❧

【组成】太子参6克，炒白术6克，茯苓6克，山药6克，焦山楂5克，炒麦芽5克，焦神曲5克，陈皮5克，砂仁3克，炒鸡内金5克，木香3克，枳实6克，甘草3克。

【用法】水煎服，每日1剂，每日3~4次。

【功效】健脾消食和胃。

【主治】厌食（脾失健运型）。

【来源】实用中医药杂志，2017，33（6）

宋祚民自拟方1

【组成】炒稻芽10克，橘核12克，炒谷芽10克，藿香10克，苏梗6克，薏苡仁10克，茯苓10克，半夏（或半夏曲）6克，白豆蔻（或壳砂）6克。

【用法】水煎服，每天2次，每日1剂。

【功效】温运健脾，燥湿和胃。

【主治】厌食（脾失健运）。

【来源】《宋祚民中医儿科临证精要》

宋祚民自拟方2

【组成】莲子肉15克，扁豆10克，山药10克，黄精10克，黄芪10克，茯苓6克，生甘草3克，石莲子10克，北沙参10克，生谷芽10克。

【用法】水煎服，每天2次，每日1剂。

【功效】健脾养胃，补中益气，固护阴液。

【主治】厌食（脾胃阴虚）。

【来源】《宋祚民中医儿科临证精要》

贾六金自拟方1

【组成】沙参10克，麦冬10克，玉竹10克，石斛10克，炒三仙各12克，炒莱菔子12克，鸡内金12克，白蔻仁10克，甘草6克。

【用法】水煎服，每天2次，每日1剂。

【功效】益胃生津。

【主治】厌食（脾胃阴虚）。

【来源】《贾六金中医儿科经验集》

贾六金自拟方2

【组成】太子参8克，白术10克，陈皮10克，苍术10克，茯苓10克，厚朴10克，砂仁10克，白豆蔻8克，焦三仙各10克，莱菔子10克，鸡内金10克，甘草6克。

【用法】水煎服，每天2次，每日1剂。

【功效】益气健脾，燥湿和胃。

【主治】厌食（脾胃气虚）。

【来源】《贾六金中医儿科经验集》

黎炳南自拟厌食基本方

【组成】党参15克，麦冬、龙骨各10克，五味子、鸡内金、白术各5克，陈皮3克，白芍8克，独脚金6克。

【用法】水煎服，每天2次，每日1剂，可复煎。

【功效】健脾胃，益气阴，佐用消导运脾。

【主治】厌食（脾胃虚弱、气阴不足）。

【来源】《黎炳南儿科经验集》

王静安自拟和胃醒脾消食方

【组成】广藿香10克，炒陈皮6克，云茯苓15克，炒麦芽15克，苍术10克，白蔻5~10克，山楂15克，神曲15克，鸡内金10克，枳壳10克，槟榔10克。

【用法】水煎服，每天2次，每日1剂。

【功效】和胃醒脾，佐以消导。

【主治】厌食（脾胃不和型）。

【来源】《王静安50年临证精要》

·王静安自拟方·

【组成】泡参15克，炒苍术9克，云苓9~15克，炒陈皮6克，怀山药9~15克，炒扁豆9~15克，砂仁5克，白蔻仁5克，山楂15克，神曲15克，炒麦芽15克。

【用法】水煎服，每天2次，每日1剂。

【功效】健脾益气，和胃助运。

【主治】厌食（脾胃虚弱型）。

【来源】《王静安50年临证精要》

·王静安自拟益胃养液方·

【组成】北沙参15~30克，麦冬10~15克，玉竹10~15克，通大海10克，乌梅9~15克，山楂15克，神曲15克。

【用法】水煎服，每天2次，每日1剂。

【功效】和胃醒脾，佐以消导。

【主治】厌食（胃阴不足型）。

【来源】《王静安50年临证精要》

·刘清贞自拟益胃山药三仙方·

【组成】沙参10克，生地10克，麦冬10克，玉竹10克，山药10克，炒莱菔子10克，炒山楂、炒神曲、炒麦芽各6克，甘草3克，冰糖为引。

【用法】水煎服，每天2次，每日1剂。

【功效】养阴和营，托毒外出。

【主治】厌食（胃阴亏虚型）。

【来源】《方证相应——济南中医儿科方证流派传承辑要》

杨献春自拟开胃方

【组成】山药9克，鸡内金6克，豆蔻9克，砂仁6克，炒麦芽9克，炒谷芽9克，生山楂9克，炒莱菔子9克，陈皮6克。

【用法】水煎服，每天2次，每日1剂。

【功效】振中醒脾，开胃进食。

【主治】厌食（脾失健运证）。

【来源】《方证相应——济南中医儿科方证流派传承辑要》

宋春霞自拟小儿调胃散

【组成】炒山药15克，炒扁豆10克，茯苓10克，炒神曲10克，半夏6克，藿香10克，苍术6克，陈皮6克，炒麦芽10克。

【用法】水煎服，每天2次，每日1剂。

【功效】益气健脾，和胃消食。

【主治】厌食（脾胃气虚型）。

【来源】《方证相应——济南中医儿科方证流派传承辑要》

孟宪兰自拟清胃健脾汤

【组成】忍冬藤10克，连翘10克，竹茹9克，焦槟榔6克，枳实6克，焦三仙各9克，炒莱菔子15克，大黄6克。

【用法】水煎服，每天2次，每日1剂。

【功效】清热导滞，通络和胃。

【主治】厌食（食热积滞型）。

【来源】《孟宪兰儿科经验集》

孟宪兰自拟补脾阴方

【组成】太子参10克，白扁豆10克，山药15克，茯苓15克，薏苡仁15克，玉竹10克，白芍10克，甘草3克，大枣3枚。

【用法】水煎服，每天2次，每日1剂。

【功效】补脾滋阴。

【主治】厌食（脾阴虚型）。

【来源】《孟宪兰儿科经验集》

·孟宪兰自拟养胃增液方·

【组成】沙参、石斛、玉竹、郁李仁各10克，白芍9克，天花粉10克，白芍15克，乌梅3克，甘草3克，大枣3枚。

【用法】水煎服，每天2次，每日1剂。

【功效】益胃生津。

【主治】厌食（胃阴虚型）。

【来源】《孟宪兰儿科经验集》

·史方奇自拟楂曲麦门冬汤·

【组成】泡参15克，麦冬15克，法半夏15克，粳米15克，甘草6克，山楂10克，神曲10克，鸡内金10克，麦芽15克，鱼腥草15克，鸡矢藤15克。

【用法】水煎服，每天2次，每日1剂。

【功效】补脾消积，健胃生津。

【主治】厌食（脾胃阴虚型）。

【来源】《首批国家级名老中医效验秘方精选（续集）》

·刘云山自拟益寿汤·

【组成】西洋参1克，炒莲子2克，云茯苓2克，炒山药2克，炒薏苡仁2克，炒扁豆2克，芡实2克，炒麦芽1克，炒神曲1克，山楂1克，使君子仁1克，炙甘草1克，粳米1克，白糖引。

【用法】以上是1~3岁用量。每剂煎2次，第一次加水400毫升，煎沸40分钟取药汁100毫升；第2次加水350毫升，煎沸35分钟取药汁100毫升，两煎药汁混匀分3次温服。

【功效】健脾益胃，和中消食。

【主治】厌食（脾虚型）。

【来源】《刘云山儿科秘录》

刘云山自拟加味沙参麦冬汤

【组成】沙参1克，麦冬3克，生扁豆3克，桑叶3克，玉竹3克，石斛3克，西洋参1克，广陈皮2克，乌梅2克，麦芽3克，甘草1克。

【用法】以上是3~5岁用量。每剂煎2次，第一次加水400毫升，煎沸35分钟取药汁100毫升；第2次加水350毫升，煎沸30分钟取药汁100毫升，两煎药汁混匀分3次温服。

【功效】养阴益胃，理脾增食。

【主治】厌食（脾胃阴虚型）。

【来源】《刘云山儿科秘录》

汪受传自拟方1

【组成】党参10克，茯苓10克，白术6克，白芍10克，枳实6克，炒酸枣仁10克，夏枯草10克，钩藤（后下）10克，白蒺藜10克，姜半夏10克，焦山楂15克，炒麦芽15克。

【用法】水煎服，每日1剂，每日2次。

【功效】健脾平肝助运。

【主治】厌食（肝脾不和型）。

【来源】四川中医，2016，34（6）

✦ 汪受传自拟方2 ✦

【组成】炙黄芪15克，白术6克，苍术6克，防风5克，煅龙骨15克（先煎），煅牡蛎15克（先煎），槟榔10克，枳实6克，陈皮3克，虎杖12克，焦山楂15克，焦神曲15克。

【用法】水煎，日1剂，每日2次。

【功效】补肺健脾助运。

【主治】厌食症（肺脾两虚型）。

【来源】四川中医，2016，34（6）

第二节　外用方

✦ 敷脐散 ✦

【组成】炒神曲、炒麦芽、焦山楂各10克，炒莱菔子6克，炒鸡内金5克。

【用法】上述诸药共研细末，加淀粉少许，白开水调成稠糊，睡前敷于患儿脐上，外用绷带固定，次日取下，每日1次，5次为1个疗程。

【功效】健脾和胃，消食助运。

【主治】厌食（脾胃气虚阴虚型及脾失运化）。

【来源】《古今中药外治高效验方1000首》

✦ 敷脐贴 ✦

【组成】藿香、吴茱萸、山药、车前子各10克，木香、丁香各5克。

【用法】将上药共研细末，温开水调成膏状，做成三角形的药饼，敷贴在神阙、天枢、气海穴上，三角形药饼的三个角，要敷盖在脐两侧的天枢穴合脐下的气海穴上，盖上纱布，再用腰带或纱布固定。每晚睡时敷贴，次日早晨取下每个药饼可连敷3夜，即为1个疗程。药饼在使用过程中如见有干燥现象，可加温水重调。

【功效】健脾和胃助运。

【主治】厌食（脾胃气虚及脾失运化）。

【来源】《儿科疾病外治法》

❧· 消化散 ·❧

【组成】炒神曲、炒麦芽、炒山楂各10克，炒莱菔子6克，炒鸡内金5克。

【用法】烘干，共研为细末，加淀粉1~3克，用开水调成糊膏，纱布包裹，于晚上敷神阙穴。纱布覆盖，胶布固定，次日取下。每日1次。5次为1个疗程。

【功效】健脾消食助运。

【主治】厌食（脾虚失健型）。

【来源】《中医外治法集要》

❧· 敷贴散 ·❧

【组成】胡黄连3克，三棱6克，莪术6克，陈皮3克，枳壳3克，谷芽9克。

【用法】上药共研为细末，每晚取10克，加食醋润湿，敷贴于神阙穴及命门穴，晨起除去，每日1次。

【功效】健脾消食助运。

【主治】厌食（脾虚失健型）。

【来源】《中医儿科学临床研究》

·✦· 外敷散 ·✦·

【组成】牙皂30克，砂仁、茯苓、焦麦芽、焦神曲、焦山楂、肉豆蔻各12克，党参、白术各10克，川朴9克，广木香6克，冰片2克，麝香0.4克。

【用法】上药粉碎，以凡士林调膏状，敷于中脘及气海穴上，每日1次。

【功效】益气健脾，消食助运。

【主治】厌食（脾胃气虚型）。

【来源】《中医儿科学临床研究》

·✦· 药兜方 ·✦·

【组成】五谷虫、使君子、胡黄连、麦芽、神曲、党参、苍术、炒鸡内金、槟榔、莪术、陈皮、砂仁、白蔻仁各6克，冰片3克。

【用法】共研成细末，制成药兜，佩戴于胃脘中，15天换药1次。

【功效】健脾理气开胃。

【主治】厌食症（各类型）。

【来源】亚太传统医药，2019，15（1）

·✦· 外敷布袋 ·✦·

【组成】茴香10克，木香6克，丁香6克，砂仁6克，九香虫10克，青皮6克，二丑6克。

【用法】将上述药物装入布袋，滴食醋，夜间沐浴后将布袋紧贴腹部，进行神阙穴贴敷，持续过夜，治疗2周。

【功效】理气开胃。

【主治】厌食症（脾失健运型）。

【来源】中国社区医师，2019，35（11）

❧ · 经验外敷方 · ❧

【组成】陈皮6克，枳壳6克，三棱10克，莪术10克，炒谷芽10克。

【用法】将上述药物研磨成粉，绢布包后敷于患儿腹部神阙穴，每天1次。

【功效】理气开胃。

【主治】厌食症（脾失健运型）。

【来源】实用临床护理学电子杂志，2019，4（9）

❧ · 曹宏自拟健脾和胃贴 · ❧

【组成】白术、茯苓、甘松、肉豆蔻、鸡内金、枳实。

【用法】按照3∶3∶2∶2∶1∶1的比例研细末筛过混匀，盛玻璃瓶中备用，每次用量以填满脐部为准，以醋调成稠糊状，将适量药物涂抹在敷贴中心的圆心上，然后贴敷于神阙穴8小时，每日换药1次。

【功效】健脾和胃，扶正益气。

【主治】厌食（肺脾气虚证）。

【来源】光明中医，2015，31（6）

第二十六章 维生素D缺乏性佝偻病

营养性维生素D缺乏佝偻病简称佝偻病，是由于儿童体内维生素D不足使钙、磷代谢紊乱，产生的一种以骨骼病变为特征的全身慢性营养性疾病。以多汗，夜间哭闹，烦躁，枕秃，肌肉松弛，囟门迟闭，甚至鸡胸肋翻、下肢弯曲等为主要临床表现。一般预后良好，但或因病情较重，病后可留下某些骨骼畸形，影响儿童正常发育。

中医认为本病的发生主要责之于先天禀赋不足、后天调护失宜，或其他因素影响，导致脾肾亏虚。常见临床分型为：肺脾气虚、脾虚肝旺、脾肾亏损。本病可参照中医学"五迟""五软""夜啼""汗证""龟背""鸡胸"等治疗。

第一节 内服方

黎炳南自拟佝偻病基本方

【组成】补骨脂6克，制首乌6克，五指毛桃根12克，苍术5克，五味子5克，龙骨、牡蛎各15克（先煎），炙甘草4克。

【用法】水煎服，每天2次，每日1剂。

【功效】补肾壮骨，健脾强肌。

【主治】维生素D缺乏性佝偻病（脾肾两虚）。

【来源】《黎炳南儿科经验集》

❧ 刘东昇自拟方 ❧

【组成】生龙牡各30克，阿胶30克，怀山药30克，沙参30克，砂仁15克，炒谷芽30克，鸡内金30克，羊肝粉9克，胎盘粉90克，白糖半斤，鸡子皮半斤。

【用法】水煎服，每天2次，每日1剂。

【功效】培补脾胃，强壮筋骨。

【主治】维生素D缺乏性佝偻病（脾胃虚弱型）。

【来源】《方证相应——济南中医儿科方证流派传承辑要》

❧ 朱瑞群自拟抗佝方 ❧

【组成】黄芪20克，菟丝子20克，煅龙骨10克（先煎），炒谷芽10克，炒麦芽10克。

【用法】水煎服，每天2次，每日1剂。

【功效】益气补肾，健脾壮骨。

【主治】维生素D缺乏性佝偻病（脾肾两虚）。

【来源】《首批国家级名老中医效验秘方精选（续集）》

❧ 刘云山自拟温肾地黄汤 ❧

【组成】熟地5克，山萸肉3克，山药3克，茯苓3克，泽泻2克，丹皮2克，鹿茸0.5克（去毛先煎）。

【用法】以上是1~2岁用量。每剂煎2次，第一次加水400毫升，煎沸40分钟取药汁50毫升；第2次加水350毫升，煎沸35分钟取药汁50毫升，两煎药汁混匀分3次温服。

【功效】滋补肝肾。

【主治】维生素D缺乏性佝偻病（肝肾两虚）。

【来源】《刘云山儿科秘录》

⚜· 刘云山自拟益气荣筋汤 ·⚜

【组成】西洋参1克，白术2克，茯苓2克，熟地2克，炙黄芪2克，茯神2克，山药2克，当归2克，菖蒲0.3克，白芍1克，川芎1克，炙草1克，姜枣引。

【用法】以上是1~2岁用量。每剂煎2次，第一次加水400毫升，煎沸40分钟取药汁50毫升；第2次加水350毫升，煎沸35分钟取药汁50毫升，两煎药汁混匀分3次温服。

【功效】补益气血，活血荣筋肾。

【主治】维生素 D 缺乏性佝偻病（脾虚肝旺）。

【来源】《刘云山儿科秘录》

⚜· 徐关冰自拟益肾填元汤 ·⚜

【组成】黄芪15克，炒白术、山药、党参、菟丝子、补骨脂、麦芽各10克，牡蛎15克。

【用法】水煎服，每天2次，每日1剂。

【功效】益气补肾，补元壮骨。

【主治】维生素 D 缺乏性佝偻病（肾元亏虚型）。

【来源】《中医儿科杂志》

⚜· 杨惠芳自拟方 ·⚜

【组成】黄芪10克，党参、白术、当归、白芍、枸杞子各6克，甘草、山茱萸、补骨脂各3克，炒枣仁9克，碎核桃1个。

【用法】水煎服，每天2次，每日1剂。

【功效】益气健脾，补肾壮骨。

【主治】维生素 D 缺乏性佝偻病（脾肾亏虚型）。

【来源】中国科技信息，2004，16（22）

·午雪峤自拟健补口服液·

【组成】牡蛎12克，龙骨12克，生黄芪12克，熟地12克，党参12克，山药12克，麦芽75克，山楂75克，鸡内金60克，龟甲75克，白术75克。

【用法】上药共1000克，经水煎醇提，低温浓缩为1000毫升口服液，分装成100支（每支10毫升，含生药10克）。1岁以内每次3毫升，1~3岁每次5毫升，3~7岁每次10毫升，7岁以上每次15毫升，每日2次，4周为1疗程，可连用1~2个疗程。

【功效】健脾补肾，益气养血，镇静安神。

【主治】维生素D缺乏性佝偻病（脾肾亏虚型）。

【来源】《专科专病名医临证经验丛书——儿科病》

第二节　外用方

·外敷散·

【组成】海马6克，猴骨6克，王不留行12克，威灵仙20克，核桃20克。

【用法】上药研细末，调拌白酒或凡士林，或熬炼成膏外敷贴穴位。

【功效】补肾壮骨，健脾强肌。

【主治】维生素D缺乏性佝偻病（脾肾两虚型）。

【来源】《古今中药外治高效验方1000首》

·五倍子散·

【组成】将五倍子、麻黄根、煅龙骨、煅牡蛎以1：1：3：3取量。

【用法】将上药研为细末，加 1/3 量凡士林调成软膏状，每次取 3~5 克填入脐部，外敷干净纱布，胶布固定，24 小时换药 1 次，10 日为 1 个疗程。

【功效】益气敛汗。

【主治】维生素 D 缺乏性佝偻病（营卫不和型）。

【来源】《中医儿科学临床研究》

❧ · 外浴方 · ❧

【组成】苦参、茯苓皮、苍术、桑白皮、白矾各 15 克，葱白少许。

【用法】上药研细末，每次用时取 30 克，沸水 2000 毫升，浸药后待水放温后愈小儿沐浴。

【功效】补肾壮骨，健脾强肌。

【主治】维生素 D 缺乏性佝偻病（脾肾两虚型）。

【来源】《儿科疾病外治全书》

❧ · 外用经验方 · ❧

【组成】柴胡、草乌头、赤小豆、吴茱萸、羌活、炒蚕沙各 30 克。

【用法】上药研细末，以黑豆 3 升，用热水泡少许，去黑豆，加入药末，在煎煮沸后倒入盆中，熏蒸肢体。

【功效】补肾壮骨，健脾强肌。

【主治】维生素 D 缺乏性佝偻病（脾肾两虚型）。

【来源】《儿科疾病外治全书》

第二十七章 夜 啼

夜啼是指婴儿入夜啼哭不安，时哭时止，或每夜定时啼哭，甚则通宵达旦，但白天如常的一种病证。多见于新生儿及婴儿。本章主要论述婴儿夜间不明原因的反复啼哭。由于发热、口疮、腹痛或其他疾病引起的啼哭，不属本病范围。

本病中医病因有先天因素和后天因素两个方面。先天因素责之于孕母素体虚寒或孕母性情急躁，遗患于胎儿；后天因素包括腹部受寒，体内积热，暴受惊恐。常见分型：脾寒气滞、心经积热、暴受惊恐。可参照中医"夜啼"治疗。

第一节 内服方

宋祚民自拟方1

【组成】高良姜6克，乌药10克，炮姜6克，党参6克，白术6克，山药10克，茯苓10克，炙甘草6克，蝉蜕3克，钩藤3克。

【用法】水煎服，每天2次，每日1剂。

【功效】补益心脾，安神定志。

【主治】夜啼（脾寒气滞）。

【来源】《宋祚民中医儿科临证精要》

宋祚民自拟方2

【组成】通草3克，黄连1.5克，生地6克，甘草梢6克，竹叶6

克，山楂10克，神曲10克，蝉蜕6克，钩藤6克。

【用法】水煎服，每天2次，每日1剂。

【功效】清心泻火止啼。

【主治】夜啼（心经积热）。

【来源】《宋祚民中医儿科临证精要》

❧·　宋祚民自拟方3　·❧

【组成】朱砂0.1克，茯神10克，远志10克，生石决明15克（先煎），杏仁10克，柏子仁6克，五味子6克，党参6克，当归6克，橘皮3克，炙甘草3克，钩藤6克，蝉蜕3克，生龙骨、生牡蛎15克（先煎）。

【用法】水煎服，每天2次，每日1剂。

【功效】镇静安神止啼。

【主治】夜啼（暴受惊恐）。

【来源】《宋祚民中医儿科临证精要》

❧·　刘云山自拟加味钩藤引　·❧

【组成】炒当归1克，炒川芎0.5克，炒白芍1克，广木香0.3克，茯神2克，炒白术2克，钩藤1克，西洋参1克，丁香0.3克，制乳香0.3克，珍珠0.3克，蝉蜕7个，炙甘草0.5克，姜枣引。

【用法】以上是1岁以内用量。每剂煎2次，第一次加水250毫升，煎沸35分钟取药汁50毫升；第2次加水200毫升，煎沸30分钟取药汁30毫升，两煎药汁混匀分3次温服。

【功效】温脾散寒，调气止痛。

【主治】夜啼（脾寒型）。

【来源】《刘云山儿科秘录》

刘云山自拟十味导赤引

【组成】生地1克，麦冬1克，茯神1克，远志0.5克，通草1片，钩藤3个，竹叶0.3克，蝉蜕7个，炙甘草0.3克，车前子0.5克（包煎），灯芯引。

【用法】以上是3个月以内用量。每剂煎1次，加水150毫升，煎沸30分钟取药汁30毫升，分3次温服。

【功效】清心安神。

【主治】夜啼（心热型）。

【来源】《刘云山儿科秘录》

马仁智自拟蝉灯饮

【组成】蝉蜕、灯心草3克。

【用法】水煎服，分3~4次喂服，每日1剂，连服2~3剂。

【功效】清心安神定志。

【主治】夜啼（余热扰心型）。

【来源】江苏中医，1995，40（11）

曹春芬自拟钩蝉芍苓汤

【组成】钩藤6~8克，蝉蜕1~3克，酒白芍、茯苓各6~10克，川连1~3克，麦冬3~6克，百合6~9克，生地3~10克。

【用法】水煎服，每天2次，每日1剂。

【功效】清热定惊安神。

【主治】夜啼（心经积热型）。

【来源】中医研究，1992，5（1）

王述溢自拟调中散

【组成】木香、川楝子、炙甘草、没药、肉桂、青皮、炒莱菔子、槟榔各1克，枳壳、茯苓各3克。

【用法】水煎服，每天2次，每日1剂。

【功效】温脾散寒，定惊安神。

【主治】夜啼（脾寒气滞型）。

【来源】湖北中医杂志，1993，15（5）

·· 张建平自拟止啼汤 ··

【组成】紫苏梗10克，钩藤6克，陈皮10克，木香6克，白芍10克，炒白术10克，砂仁10克，党参10克，连翘10克，清半夏10克，茯苓10克，炒莱菔子10克，山楂10克，炒鸡内金10克。

【用法】水煎100毫升，每日1剂，每天2次。

【功效】温脾和胃，理气消滞。

【主治】夜啼（气滞食积型）。

【来源】亚太传统医药，2017，13（4）

·· 张介安经验方 ··

【组成】南沙参3克，生地黄3克，白芍3克，茯神6克，麦冬6克，酸枣仁6克，灯芯草3克。

【用法】水煎50毫升，日1剂，少量频服。

【功效】养心安神，和胃化滞。

【主治】夜啼（脾气不足、热扰神明）。

【来源】《名医临症经验丛书——儿科病》

·· 董国立自拟夜啼汤 ··

【组成】浮小麦、珍珠母、生龙齿各30克，半夏、胆南星、郁金各12克，酸枣仁15克，朱砂1.5克（冲服），甘草6克，大枣4枚。

【用法】水煎100毫升，每日1剂，少量频服。

【功效】清热、化痰、安神。

【主治】夜啼（痰热扰心型）。

【来源】内蒙古中医药，2014，33（34）

·周朝进自拟新加安神汤·

【组成】生黄芪10克，太子参10克，白术7克，怀山药10克，白茯神7克，朱砂5克，麦冬5克，五味子3克，白芍7克，炙甘草3克，龙齿7克（先煎），寒水石7克（先煎），珍珠母10克（先煎）。

【用法】上药加清水过药面，浸泡30分钟，煎煮2次，每次煎煮30分钟，合并2次药汁，过滤，浓缩至300毫升，分3次口服，每次100毫升，每日1剂。

【功效】益气养阴，安神镇惊。

【主治】夜啼（气阴耗伤型）。

【来源】《中国当代名医名方录（修订版）》

第二节　外用方

·敷足散·

【组成】吴茱萸15克。

【用法】将药物研末，用醋调敷两足涌泉穴，外用纱布固定。

【功效】引火下行。

【主治】夜啼（脏热心烦）。

【来源】《中草药外治疗法》

❧ · 熨腹包 · ❧

【组成】 乌药、香附、紫苏、陈皮、小茴香、食盐各等量。

【用法】 上药共炒热布包熨患部。

【功效】 温脾安神止啼。

【主治】 夜啼（脾寒）。

【来源】《中草药外治疗法》

❧ · 敷脐散1 · ❧

【组成】 朱砂0.5克，五倍子1.5克。

【用法】 将药物共研末，再与适量茶叶拌匀，加入水捏成饼状敷于脐内，每天更换1次。

【功效】 镇痉安神止啼。

【主治】 夜啼（惊恐）。

【来源】《古今中药外治高效验方1000首》

❧ · 敷脐散2 · ❧

【组成】 丁香、肉桂、吴茱萸各等份。

【用法】 烘干，共研为细末，过筛，用水调成膏，纱布包裹，敷神阙穴，外用胶布固定。

【功效】 温脾安神定惊。

【主治】 夜啼（脾寒腹痛型）。

【来源】《中医外治法集要》

❧ · 栀子粉膏 · ❧

【组成】 栀子6克，白面9克。

【用法】栀子烘干，研为细末，过筛，加面粉调均匀，用酒调成膏，敷双手桡动脉处，24小时换药一次。

【功效】清热安心定惊。

【主治】夜啼（心经积热型）。

【来源】《中医外治法集要》

·止啼散·

【组成】牛蒡子50克，珍珠母10克，朱砂3克。

【用法】共研为细末，过筛，用1~2克药粉，用开水调成膏，纱布包裹，敷神阙穴，胶布固定。

【功效】安神定惊止啼。

【主治】夜啼（暴受惊恐型）。

【来源】《中医外治法集要》

·外敷散·

【组成】生酸枣仁10克。

【用法】将生酸枣仁捣烂如泥，于临睡前敷于患儿双涌泉穴，外用纱布包扎固定，5日为1个疗程。

【功效】安神定惊止啼。

【主治】夜啼（惊恐伤神型）。

【来源】《中药外治法》

·艾叶散·

【组成】艾叶20克，干姜20克，黄酒适量。

【用法】将艾叶及干姜烘干，加黄酒炒热后，用纱布包裹，以肚脐为中心，从上而下在腹部熨之，反复多次，冷后用热水袋放药上热敷，每次30分钟，每日1次，5日为1个疗程。

【功效】温胃散寒止啼。

【主治】夜啼（脾胃虚寒）。

【来源】《中药外治法》

· 五倍子膏 ·

【组成】吴茱萸30克，五倍子15克，面粉15克，朱砂6克。

【用法】上药共研细末，加水调成糊状，敷于患儿神阙及双涌泉穴，外敷纱布，胶布固定，每天换药1次。

【功效】镇静安神。

【主治】夜啼（心经积热型）。

【来源】《儿科疾病外治全书》

· 鸡蛋膏 ·

【组成】鸡蛋1个，油菜籽1.5克，葱白少许。

【用法】先将鸡蛋用清水煮熟，连壳纵切开，去掉蛋黄，将油菜籽、葱白共捣成泥状，纳入蛋黄窝中，乘温覆盖肚脐，用纱布固定，第二天清晨去掉。

【功效】温胃散寒止啼。

【主治】夜啼（脾胃虚寒）。

【来源】《儿科疾病外治全书》

· 夜啼神阙散

【组成】夜交藤8克，淡竹叶6克，五味子5克，僵蚕4克，朱砂1克，糯米适量。

【用法】上药共研细末，加米汤和成饼，睡前3小时贴敷神阙穴位处，胶布固定，日换1次，用药3次。

【功效】清热安神宁心。

【主治】夜啼（心脾积热型）。

【来源】四川中医，2010，29（10）

❧ · 安神散 · ❧

【组成】茯神10克，远志10克。

【用法】上药共研细末，用醋适量调和，捏成小饼状，外敷于双足心涌泉穴处，再贴以无纺胶布固定，于次晨起取下。每天1次，3天为1个疗程，可连用2个疗程。

【功效】清心泻热，引热下行。

【主治】夜啼（心脾积热型）。

【来源】医学信息，2010，53（10）

第二十八章　新生儿黄疸

新生儿黄疸，也称新生儿高胆红素血症，是因胆红素在体内积聚引起的皮肤或其他器官黄染，是新生儿时期最常见的临床问题。未结合胆红素增高是最常见的表现形式，重者可引起胆红素脑病，造成神经系统的永久损害，甚至死亡。此病分为生理性黄疸与病理性黄疸两大类。

中医认为本病多因胎禀湿蕴，感受湿热或寒湿之邪所致。临床常见的中医证型为：湿热郁蒸、寒湿阻滞、气滞血瘀型。本病中医可按照"胎黄"或"胎疸"辨证。

第一节　内服方

自拟退黄颗粒

【组成】绵茵陈5克，栀子3克，车前子3克，黄芩3克，黄柏3克，苍术3克，郁金3克，滑石8克，泽泻3克，通草3克。

【用法】水煎服，日1剂，早晚温服。

【功效】清热利湿退黄。

【主治】新生儿黄疸（湿热郁蒸型）。

【来源】中医药通报，2019，18（6）

消黄汤

【组成】茵陈9克，黄芩、黄柏、木香各6克，山楂4克，黄连、生大黄3克。

【用法】浓煎煮，每日1剂，每次30毫升，每日2次，服用1周。

【功效】清热利湿退黄。

【主治】新生儿黄疸（湿热郁蒸型）。

【来源】中医临床研究，2019，11（24）

退黄利胆汤

【组成】茵陈15克，大黄1.5克，黄连6克，黄芩3克，栀子5克，茯苓9克，枳实3克，甘草1.5克。

【用法】水煎浓缩至50毫升，日1剂，分次服用，每次10毫升左右。

【功效】清热利湿，利胆退黄。

【主治】新生儿黄疸（湿热熏蒸型）。

【来源】现代中西医结合杂志，2008，17（29）

金厚如自拟方

【组成】麻黄0.9克，连翘6克，赤小豆9克，茵陈9克，焦栀子6克，黄柏3克，泽泻6克。

【用法】水煎服，每天2次，每日1剂。

【功效】清利湿热。

【主治】新生儿黄疸（湿热郁蒸）。

【来源】《金厚如儿科临床经验集》

周慕新自拟茵陈五苓散汤

【组成】茵陈6克，猪苓4.5克，泽泻6克，白术6克，茯苓6克，大腹皮4.5克，通草3克，扁豆12克。

【用法】水煎服，每天2次，每日1剂。

【功效】健脾利湿退黄。

【主治】新生儿黄疸（寒湿阻滞）。

【来源】《北京市老中医经验选编学》

～· 袁述章自拟方 ·～

【组成】茵陈10克，瓦松10克，紫草5克，青皮6克，茜草6克，穿肠草10克。另配青矾散（即青黛、明矾各1克），随汤剂冲服。

【用法】水煎服，每天2次，每日1剂。

【功效】清热利湿，化瘀退黄。

【主治】新生儿黄疸（寒湿阻滞）。

【来源】《北京市老中医经验选编学》

～· 宋祚民自拟方 ·～

【组成】茵陈6克，生栀子3克，金钱草6克，鸡内金3克，穿肠草6克，生薏苡仁6克，通草1.5克，壳砂1克，青矾散0.6克（冲服）。

【用法】水煎服，每天2次，每日1剂。

【功效】清利湿热。

【主治】新生儿黄疸（湿热郁蒸）。

【来源】《宋祚民中医儿科临证精要》

～· 贾六金自拟方 ·～

【组成】茵陈6克，栀子2克，苍术4克，陈皮4克，厚朴4克，茯苓4克，泽泻4克，板蓝根4克，五味子4克，砂仁4克，白蔻仁4克，甘草4克。

【用法】水煎服，每天2次，每日1剂。

【功效】退疸除黄，燥湿运脾，行气和胃。

【主治】新生儿黄疸（湿热郁蒸）。

【来源】《贾六金中医儿科经验集》

·෴· 王静安自拟退黄汤 ·෴·

【组成】茵陈30克，栀子9克，黄连6克，郁金12克，白蔻6克，炒香附15克，苏梗9克，车前草30克，金钱草30克，满天星30克，花斑竹30克。

【用法】水煎服，每天2次，每日1剂。

【功效】清热除湿，利胆退黄。

【主治】新生儿黄疸（湿热型）。

【来源】《王静安50年临证精要》

·෴· 刘东昇自拟方 ·෴·

【组成】茵陈9克，金银花6克，连翘6克，栀子4.5克，龙胆草3克，牡丹皮6克，枳实6克，败酱草6克，郁金6克，猪苓6克，泽泻3克，碧玉散6克。

【用法】水煎服，每天2次，每日1剂。

【功效】清热利湿退黄。

【主治】新生儿黄疸（湿热型）。

【来源】《方证相应——济南中医儿科方证流派传承辑要》

·෴· 孟宪兰自拟胎黄方 ·෴·

【组成】茵陈10克，栀子3克，连翘6克，滑石10克，竹叶6克，灯心草1克，甘草3克。

【用法】水煎服，每天2次，每日1剂。

【功效】清热利湿退黄。

【主治】新生儿黄疸（湿热蕴脾型）。

【来源】《孟宪兰儿科经验集》

刘云山自拟加味茵陈四苓汤

【组成】茵陈3克，赤茯苓2克，泽泻1克，猪苓1克，生地1克，生薏仁3克，赤芍1克，花粉1克，灯心引，甘草0.5克。

【用法】以上是20天以上用量。每剂煎2次，第一次加水200毫升，煎沸30分钟取药汁30毫升；第2次加水150毫升，煎沸25分钟取药汁20毫升，两煎药汁混匀分3次温服。

【功效】健脾利湿，清热退黄。

【主治】新生儿黄疸（湿热型）。

【来源】《刘云山儿科秘录》

陈瑞林自拟婴肝汤

【组成】茵陈、金钱草各10克，郁金、丹参、板蓝根各6克，焦三仙12克，鸡骨草、白花蛇舌草各6克，甘草3克。

【用法】水煎服，每天2次，每日1剂。

【功效】清肝除湿，利胆退黄。

【主治】新生儿黄疸（湿滞肝胆型）。

【来源】《儿科病证治精要》

毕秀英自拟消毒利胆汤

【组成】黄连1克，茵陈蒿5克，麦芽5克，连翘5克，茯苓5克，车前草5克，竹叶5克，栀子3克，枳壳3克，赤芍3克，郁金3克，生甘草3克。

【用法】水煎服，每天2次，每日1剂。

【功效】清肝除湿，利胆退黄。

【主治】新生儿黄疸（湿滞肝胆型）。

【来源】中国民族民间医药杂志，2002，11（54）

❧· 经验方 ·❧

【组成】麦芽10克，山楂8克，白术10克，金钱草10克，泽兰10克，茵陈15克，栀子8克，黄芩8克，大黄2克，丹参6克，郁金10克，车前草15克，甘草片3克。

【用法】水煎服，日1剂，每日少量多次。

【功效】健脾祛湿，清肝利胆，活血化瘀。

【主治】新生儿黄疸（湿热熏蒸兼瘀血）。

【来源】中医研究，2019，32（6）

❧· 王著础自拟阳黄清解汤 ·❧

【组成】绵茵陈10克，白英6克，生栀子6克，黄柏3克，川金钱草15克，川郁金3克。

【用法】水煎服，日1剂，每日少量多次。

【功效】清热利湿，化瘀退黄。

【主治】新生儿黄疸（湿热熏蒸型）。

【来源】《中国当代名医名方录（修订版）》

第二节　外用方

❧· 外敷自拟方1 ·❧

【组成】茵陈、栀子、大黄、芒硝各30克，杏仁6克，常山、鳖甲、巴豆霜各12克，豆豉60克。

【用法】上药共煎汁，用纱布蘸药热敷脐部，每日3~4次，每次15~30分钟，3天为1个疗程。

【功效】清热解毒，活血化瘀。

【主治】新生儿黄疸（湿热型、气滞血瘀型）。

【来源】《古今中药外治高效验方1000首》

外敷自拟方2

【组成】大黄、硝石、黄柏、山栀各10克。

【用法】上药共煎汤1000毫升，擦洗患儿全身，用纱布蘸药热敷脐部，每日2次，3次为1个疗程。

【功效】清热解毒。

【主治】新生儿黄疸（湿热型）。

【来源】《古今中药外治高效验方1000首》

黄柏方

【组成】黄柏30克。

【用法】上药煎水去渣，待水温适宜时，让患儿浸浴，反复擦洗10分钟，每日1~2次。

【功效】清热解毒，利湿退黄。

【主治】新生儿黄疸（湿热熏蒸型）。

【来源】《高等中医院校教学参考丛书——中医儿科学》

药浴退黄汤

【组成】茵陈15克，栀子10克，郁金10克，金钱草15克，虎杖10克，金银花10克，黄芩10克，车前草10克，净山楂10克，麦芽10克，甘草6克，苍术10克。

【用法】上药打粉，隔纱用4升开水浸泡10分钟，将药液去渣后倒入洁净水3.5升，控制室温28℃左右，水温37~39℃。生后1天开始，于吃奶后1小时进行药浴，每次10~15分钟，每日1次。

【功效】清热利湿祛黄。

【主治】新生儿黄疸（湿热型）。

【来源】中国中医药现代远程教育，2017，17（4）

～·中药熏洗方·～

【组成】荆芥、防风、白茅根、黄柏、黄芩、柴胡、栀子、茵陈各10克，大黄5克。

【用法】上药加水1.5升，浸泡60分钟，武火烧开后，文火煎30分钟，过滤去渣取汁1升，再将冷水1升加至中药中，武火烧开后文火煎15分钟，过滤去渣取汁。两煎混合倒入药浴池中加适量温清水，控制水温在37~41℃，将沐浴后患儿放置于药液熏洗10~15分钟，每天1次，持续7天。

【功效】清热利湿退黄。

【主治】新生儿黄疸（湿热型）。

【来源】广西中医药大学学报，2019，22（4）

～·退黄外洗方·～

【组成】茵陈10克，大黄5克，栀子10克，防风6克。

【用法】水煎煮至5升，将药液放凉至41.50±1.50℃，予患儿沐浴熏洗15分钟，1次/天。

【功效】清热利湿退黄。

【主治】新生儿黄疸（湿热郁蒸型）。

【来源】亚太传统医药，2019，15（10）

～◈· 药浴自拟方 ·◈～

【组成】茵陈蒿30克，栀子20克，大黄10克，薄荷20克，川芎20克。

【用法】上药用400毫升沸水浸泡10分钟，室温控制在28℃左右，水温控制在38~39℃，进行药浴，每天1次，每次10~15分钟。

【功效】清热祛湿退黄。

【主治】新生儿黄疸（湿热及血瘀型）。

【来源】湖南中医杂志，2020，36（2）

第二十九章　传染性单核细胞增多症

　　传染性单核细胞增多症是由EB病毒感染所导致的急性感染性疾病，主要侵犯儿童和青少年，临床上以发热、咽喉痛、肝脾和淋巴结肿大、外周血中淋巴细胞增多并出现单核样异型淋巴细胞等为其特征。多数病例呈良性，严重病例可出现脑炎、格林巴利综合征、肺炎、呼吸道梗阻等并发症。患病后一般可获得终生免疫。

　　本病中医病因为外感温热病邪。疾病多循卫气营血传变，初在肺卫，结于咽喉，继而传入气营，亦内传脏腑，流注经络，伤及营血。常见分型：邪郁肺胃，气营两燔，正虚邪恋。本病可按照中医"温病"治疗。

第一节　　内服方

❧·　李蔷华自拟方1　·❧

　　【组成】桑叶9克，菊花9克，银花15克，连翘12克，石膏30克，牛蒡子9克，蒲公英15克，黄芩9克，丹皮9克，玄参12克，荆芥6克，知母9克，桑白皮15克，杏仁9克，瓜蒌皮12克。

　　【用法】水煎服，每天2次，每日1剂。

　　【功效】清气凉营，解毒利咽。

　　【主治】传染性单核细胞增多症（气营两燔型）。

　　【来源】《儿科病证治精要》

❧·李蔷华自拟方2·❧

【组成】青蒿15克，鳖甲9克，知母9克，生地15克，西洋参9克，石斛15克，麦冬9克，白薇6克，玄参12克，三七3克（冲服）。

【用法】水煎服，每天2次，每日1剂。

【功效】养阴透热，益气生津，活血化瘀。

【主治】传染性单核细胞增多症（阴虚邪恋型）。

【来源】《儿科病证治精要》

❧·李蔷华自拟方3·❧

【组成】煅牡蛎30克，桃仁9克，红花9克，赤芍12克，炙鳖甲9克，三七3克（冲服），丹参12克。

【用法】水煎服，每天2次，每日1剂。

【功效】软坚散结，养血活血化瘀。

【主治】传染性单核细胞增多症（痰瘀互结型）。

【来源】《儿科病证治精要》

❧·雷慧敏自拟方1·❧

【组成】黄芩9克，板蓝根15克，连翘12克，黄连6克，玄参12克，白僵蚕9克，丹皮12克，大青叶15克，生地15克，赤芍9克，陈皮9克，牛蒡子9克，大黄6克（后下），柴胡9克。

【用法】水煎服，每天2次，每日1剂。

【功效】清热解毒，凉营透疹。

【主治】传染性单核细胞增多症（风温热毒型）。

【来源】天津中医，1992，5（4）

雷慧敏自拟方2

【组成】滑石9克，茵陈15克，黄芩9克，菖蒲9克，通草6克，川贝6克，射干6克，连翘12克，薄荷6克，白蔻6克，藿香12克，竹茹9克。

【用法】水煎服，每天2次，每日1剂。

【功效】清热解毒，化浊利湿。

【主治】传染性单核细胞增多症（湿热蕴结型）。

【来源】天津中医，1992，5（4）

郭路南自拟加减小柴胡汤

【组成】柴胡9克，黄芩、半夏、丹皮各6克，人参5克，金银花20克，板蓝根15克，玄参10克，甘草3克，大枣2枚，浙贝母15克，夏枯草15克，桃仁9克，赤芍6克。

【用法】水煎服，每天2次，每日1剂。

【功效】疏风清热，解毒利咽。

【主治】传染性单核细胞增多症（热郁少阳型）。

【来源】浙江中医杂志，1990，35（5）

张黎云自拟传单合剂

【组成】板蓝根、连翘各12克，柴胡、黄芩、夏枯草各9克，僵蚕7克，丹皮、赤芍各12克，蒲公英15克，穿山甲、黄芪各6克，浙贝12克，甘草4克，生石膏30克，生地12克。

【用法】水煎服，每天2次，每日1剂。

【功效】清热泻火，解毒利咽。

【主治】传染性单核细胞增多症（热毒炽盛型）。

【来源】山西中医，1998，14（2）

·马继东自拟解毒通瘀汤·

【组成】水牛角粉60克，生石膏、板蓝根30克，生地25克，赤芍、丹皮、玄参各15克，黄连、麦冬、栀子仁各10克，银花、虎杖、连翘各20克，茵陈30克，生姜3片。

【用法】水煎服，每天2次，每日1剂。

【功效】清热解毒，利湿化瘀。

【主治】传染性单核细胞增多症（瘀毒阻络型）。

【来源】中医药研究，1991，（3）

·刘力戈自拟热毒净方·

【组成】黄芪12克，青黛、紫草、丹皮、黄芩各9克，莪术、当归各10克，桃仁6克。

【用法】水煎服，每天2次，每日1剂。

【功效】清热活血化瘀。

【主治】传染性单核细胞增多症（瘀毒阻络型）。

【来源】中医杂志，1993，34（11）

第二节　外用方

·三黄二香散·

【组成】黄连、黄柏、生大黄、乳香、没药各适量。

【用法】上药共研末，先用浓茶汁调匀湿敷肿大的淋巴结，干后换贴，后用香油调敷，每日2次，直至淋巴结消失。

【功效】清热消肿散结。

【主治】传染性单核细胞增多症（痰热流住型）。

【来源】《中医药学高级丛书——中医儿科学》

第三十章 免疫性血小板减少症

免疫性血小板减少症又称特发性血小板减少性紫癜，是小儿最常见的出血性疾病。其主要临床特点是皮肤黏膜见瘀点、瘀斑；瘀点多为针尖样大小，一般不高出皮面，多不对称，可遍及全身，但以四肢及头面部多见；可伴有鼻衄、齿衄、尿血、便血等，严重者可并发颅内出血；血小板计数显著减少，出血时间延长，骨髓中成熟巨核细胞减少，血块收缩不良，束臂试验阳性。

中医认为本病外因为感受风、热、燥、火、疫毒诸邪，内因为饮食不节、劳倦所伤等，导致邪热内伏营血伤络或脏腑气血不摄，以致血液离经外溢。常见分型为风热伤络、血热妄行、气不摄血、阴虚火旺。本病可按照中医"肌衄""血证""紫斑"等治疗。

第一节 内服方

❧· 宋祚民自拟方1 ·❧

【组成】芦根15克，白茅根15克，菊花10克，板蓝根12克，生僵蚕6克，连翘12克，黄芩10克，杏仁10克，桑叶6克，桑皮10克，紫草6克，生甘草6克。

【用法】水煎服，每天2次，每日1剂。

【功效】清热疏表。

【主治】免疫性血小板减少症（风热伤络）。

【来源】《宋祚民中医儿科临证精要》

·ॐ· 宋祚民自拟方2 ·ॐ·

【组成】白茅根30克，紫草15克，丹皮10克，连翘10克，杭白芍10克，天花粉18克，玄参15克，青黛10克（包煎），生侧柏10克，藕节10克，牛膝6克，生地黄10克，甘草6克。

【用法】水煎服，每天2次，每日1剂。

【功效】清热凉血，养阴消斑。

【主治】免疫性血小板减少症（阴虚火旺）。

【来源】《宋祚民中医儿科临证精要》

·ॐ· 赵心波自拟方1 ·ॐ·

【组成】大生地12克，浙贝母10克，花粉10克，败酱草10克，紫地丁10克，大青叶12克，连翘12克，大小蓟各15克，茜草10克，紫草6克，白茅根30克。

【用法】水煎服，每天2次，每日1剂。

【功效】清热解毒，滋阴凉血。

【主治】免疫性血小板减少症（阴虚火旺）。

【来源】《赵心波儿科临床经验选编》

·ॐ· 赵心波自拟方2 ·ॐ·

【组成】阿胶珠10克，生熟地各12克，杭白芍10克，五味子6克，藕节10克，侧柏叶炭10克，麦冬12克，炒栀炭6克，龟甲10克。

【用法】水煎服，每天2次，每日1剂。

【功效】养血补益固敛。

【主治】免疫性血小板减少症（气不摄血）。

【来源】《赵心波儿科临床经验选编》

❀· 赵心波自拟方3 ·❀

【组成】青黛6克，连翘10克，蝉蜕3克，蒲公英10克，金银花10克，生地12克，大小蓟各10克，丹皮6克，茜草10克，黄芩6克，白茅根10克。

【用法】水煎服，每天2次，每日1剂。

【功效】清热解毒，凉血止血。

【主治】免疫性血小板减少症（血热妄行型）。

【来源】《赵心波儿科临床经验选编》

❀· 王静安自拟引血入络方 ·❀

【组成】黄芪30克，郁金15克，姜黄10~15克，川红花10克，三七粉3~6克，沉香3~6克，丹参15~30克，通草15克。

【用法】水煎服，每天2次，每日1剂。

【功效】补气健脾，利湿通阳，活血止血。

【主治】免疫性血小板减少症（脾虚失摄型）。

【来源】《王静安50年临证精要》

❀· 刘东昇自拟方 ·❀

【组成】炙黄芪10克，炒白术10克，台参6克，当归10克，远志3克，生熟地各6克，炒杭芍6克，茯苓6克，龙眼肉6克，熟枣仁9克，阿胶6克，牡丹皮6克，旱莲草6克，炙甘草3克，木香1.5克，仙鹤草10克。

【用法】水煎服，每天2次，每日1剂。

【功效】益气摄血，凉血止血。

【主治】免疫性血小板减少症（脾虚型）。

【来源】《方证相应——济南中医儿科方证流派传承辑要》

～・ 孟宪兰自拟方 ・～

【组成】熟地黄12克，龙眼肉10克，旱莲草12克，阿胶9克，黄芪10克，党参10克，白术9克，黄精10克，当归9克，仙鹤草10克，三七粉1克（冲）。

【用法】水煎服，每天2次，每日1剂。

【功效】滋阴健脾，补气摄血。

【主治】免疫性血小板减少症（气不摄血型）。

【来源】《孟宪兰儿科经验集》

～・ 刘云山自拟引血归经汤 ・～

【组成】生地5克，熟地5克，白芍3克，麦冬3克，当归3克，川芎1克，茜草1克，炒芥穗1克，续断1克，白茅根3克，玄参2克，丹皮2克，西洋参1克，三七粉2克（冲服），阿胶珠3克（研细、冲服）。

【用法】以上是5~6岁用量，5岁以下用量减半。每剂煎2次，第一次加水500毫升，煎沸40分钟，取药汁100毫升；第2次加水450毫升，煎沸35分钟，取药汁100毫升，两煎药汁混匀，分3次温服。

【功效】滋阴养血，凉血止血，引血归经。

【主治】免疫性血小板减少症（血热妄行型）。

【来源】《刘云山儿科秘录》

时毓民自拟方

【组成】生地、当归、茜草、赤芍各9克，补骨脂、炙黄芪、菟丝子各12克，鸡血藤30克，大枣15克，生大黄6~9克（后下）。

【用法】水煎服，每天2次，每日1剂。

【功效】益气补肾，活血化瘀。

【主治】免疫性血小板减少症（肾虚血瘀型）。

【来源】中国中西医结合杂志，1991，11（1）

曹凤娥自拟方

【组成】黄芪20克，太子参、党参各15克，熟地、当归、枸杞子、女贞子各12克，肉苁蓉、巴戟天、淫羊藿各10克，茜草、白芍、生白术、山萸肉各9克，阿胶3克（烊化）。

【用法】水煎服，每天2次，每日1剂。

【功效】益气养血，滋补肝肾。

【主治】免疫性血小板减少症（肝肾阴虚型）。

【来源】陕西中医学院学报，1992，15（4）

季之颖自拟方1

【组成】青黛、木香各3克，乳香、黄柏各6克，紫草、炒栀子各10克，白茅根30克，丹皮、生地各12克，仙鹤草、丹参各15克，甘草5克。

【用法】水煎服，每天2次，每日1剂。

【功效】清热解毒，凉血止血。

【主治】免疫性血小板减少症（毒热内蕴、血热妄行型）。

【来源】《儿科病证治精要》

❧ · 季之颖自拟方2 · ❧

【组成】黄芪30克，茯苓、白术、阿胶（烊化）各10克，青黛、木香各3克，乳香、黄柏各6克，紫草、炒栀子各10克，白茅根30克，丹皮、生地各12克，仙鹤草、丹参各15克，甘草5克。

【用法】水煎服，每天2次，每日1剂。

【功效】益气活血，滋阴凉血。

【主治】免疫性血小板减少症（气阴两虚、气不摄血型）。

【来源】《儿科病证治精要》

❧ · 史洪琴自拟十二味方 · ❧

【组成】沙参、丹参各30克，麦冬、五味子、党参、白术、茯苓、红花各10克，山药15克，附片9克，石膏3克，甘草8克。

【用法】水煎服，每天2次，每日1剂。

【功效】益气滋阴化瘀。

【主治】免疫性血小板减少症（气不摄血型）。

【来源】《儿科病证治精要》

❧ · 李建自拟方1 · ❧

【组成】生地黄、玄参各30克，女贞子、旱莲草各15克，丹皮、天花粉、龟板（先煎）、鳖甲（先煎）、藕节、茜草各10克，仙鹤草15克，生侧柏6克。

【用法】水煎服，每天2次，每日1剂。

【功效】养阴清热，凉血消斑。

【主治】免疫性血小板减少症（阴虚血热型）。

【来源】《现代中医临证经验辑粹——儿科疾病》

·李建自拟方2·

【组成】生黄芪10克，太子参6克，白术6克，茯苓10克，山药10克，炙甘草10克，大枣6枚，炒扁豆10克，五味子10克，仙鹤草15克，茜草10克，陈皮6克。

【用法】水煎服，每天2次，每日1剂。

【功效】健脾益气。

【主治】免疫性血小板减少症（气虚失摄型）。

【来源】《现代中医临证经验辑粹——儿科疾病》

第二节　外用方

·三草汤·

【组成】紫草、仙鹤草、伸筋草各30克，荆芥、防风、苦参各15克。

【用法】将上述药物装入纱布袋，置入3000毫升容器中，加水煮沸后，温火煎30分钟，煮沸10分钟后煎取1500~2000毫升药液，先用热气熏蒸患儿双腿，约5~10分钟，继用毛巾浸汁热敷患部，待温度降到40℃左右时，将患儿双足置于药液泡洗约15~20分钟，用无菌纱布擦干，每日1~2次，7天为1个疗程。

【功效】清热疏风退疹。

【主治】免疫性血小板减少症（各型）。

【来源】《中医儿科学临床研究》

第三十一章　热性惊厥

　　热性惊厥是小儿时期最常见的惊厥性疾病，首次发作年龄多于生后6个月至3岁间，男孩稍多于女孩，患儿常有热性惊厥家族史，临床表现：发生在热性疾病初期体温骤然升高（大多39℃）时，70%以上与上呼吸道感染有关，其他伴发于出疹性疾病、中耳炎、下呼吸道感染等疾病，但绝不包括颅内感染和各种颅脑病变引起的急性惊厥。分为单纯性热性惊厥和复杂性热性惊厥。

　　中医认为本病病因主要包括外感风热、感受疫毒及暴受惊恐；病机关键为邪陷厥阴，蒙蔽心窍，引动肝风。临床分型为：外感风热、气营两燔、邪陷心肝、湿热疫毒、暴受惊恐。可参照中医"急惊风"治疗。

第一节　内服方

∽ 赵心波自拟方 ∾

　　【组成】天麻3克，钩藤6克，金银花10克，桃仁3克，炒栀子3克，天竺黄10克，僵蚕6克，全蝎2.4克，薄荷1.5克，芥穗3克。

　　【用法】水煎服，每天2次，每日1剂。

　　【功效】清心镇肝，息风止痉。

　　【主治】热性惊厥（肝风内动）。

　　【来源】《赵心波儿科临床经验选编》

金厚如自拟方

【组成】石菖蒲6克，朱远志9克，天竺黄9克，南星6克，生石决明24克，朱茯神9克，生龙齿24克，钩藤9克。

【用法】水煎服，每天2次，每日1剂。

【功效】镇静息风，祛痰醒神。

【主治】热性惊厥（痰热引动肝阳）。

【来源】《金厚如儿科临床经验集》

刘东昇自拟方

【组成】杭白菊6克，天麻6克，生牡蛎6克，生石决明6克，桑叶6克，薄荷3克，生地6克，茯苓6克，远志3克，菖蒲3克，全蝎2个，钩藤6克，龙胆草3克，甘草3克，麦冬6克。

【用法】水煎服，每天2次，每日1剂。

【功效】息风清热，宣通郁闭。

【主治】热性惊厥（肝风内动型）。

【来源】《方证相应——济南中医儿科方证流派传承辑要》

孟宪兰自拟方

【组成】生石膏25克，知母15克，竹叶6克，黄芩6克，栀子6克，金银花15克，连翘10克，赤芍10克，牡丹皮10克，青蒿12克，石菖蒲10克，郁金9克，僵蚕10克，菊花9克，甘草6克，羚羊角粉1克（冲）。

【用法】水煎服，每天2次，每日1剂。

【功效】清热泻火解毒，凉血息风开窍。

【主治】热性惊厥（邪陷心包型）。

【来源】《孟宪兰儿科经验集》

❧· 刘云山自拟清热镇惊汤 ·❧

【组成】麦冬3克，山栀2克，白芍3克，柴胡2克，茯神2克，薄荷2克，钩藤2克，黄连1克，龙胆草1克，通草1克，竹叶1克，甘草1克，羚羊角1克（先煎），蝉蜕7个，朱砂1克（冲服）。

【用法】以上是1~3岁用量。每剂煎2次，第一次加水300毫升，煎沸30分钟，取药汁50毫升；第2次加水250毫升，煎沸25分钟，取药汁50毫升，两煎合并频服。

【功效】清热镇惊。

【主治】热性惊厥（气营两燔及肝风内动型）。

【来源】《刘云山儿科秘录》

❧· 刘云山自拟加味银翘汤 ·❧

【组成】金银花2克，连翘2克，防风1克，荆芥1克，白芍1克，柴胡1克，天麻1克，僵蚕1克，桔梗1克，薄荷1克，牛蒡子1克，竹叶1克，淡豆豉1克，芦根1克，菊花1克，钩藤1克，大珍珠1克（先煎），甘草1克，羚羊角0.3克（先煎）。

【用法】以上是1~3岁用量，3~5岁用量加倍。每剂煎2次，第一次加水300毫升，煎沸30分钟，取药汁50毫升；第2次加水250毫升，煎沸20分钟，取药汁50毫升，两煎合并频服。

【功效】解表清热，平肝息风。

【主治】热性惊厥（外感风热型）。

【来源】《刘云山儿科秘录》

金雪明自拟定惊止痫汤

【组成】茯苓20克，龙骨、牡蛎各15克，辰灯芯1克，僵蚕、蝉衣、地龙、钩藤、太子参、山药、生麦芽各10克。

【用法】水煎服，每天2次，每日1剂。

【功效】平肝息风定惊。

【主治】热性惊厥（邪陷心肝型）。

【来源】《儿科病证治精要》

第二节　外用方

～· 外贴散 ·～

【组成】薄荷、牛黄、羚羊角、黄连、白芍各3克，青蒿6克，石菖蒲20克，地龙20克，全蝎12克。

【用法】将上药共研细末，用凡士林或麻油调成膏，外敷囟门、百合及神阙。

【功效】清热息风止痉。

【主治】热性惊厥（肝风内动型）。

【来源】《中医外治法大全》

～· 敷手足脐胸散 ·～

【组成】杏仁、桃仁、栀子各7粒。

【用法】将上药共研细末，和鸡蛋白1个，面粉30克，黄酒调匀成糊状，敷手足心、脐部、前胸后背。

【功效】清热息风止痉。

【主治】热性惊厥（外感风热及气营两燔型）。

【来源】《武简侯中医儿科外治法备要》

～· 敷手足散 ·～

【组成】杏仁、桃仁、莱菔子各7粒，山栀仁9克，石菖蒲3

克，蝉蜕7个，蚯蚓1条，小麦面9克，葱白7个，鸡蛋清半枚。

【用法】将上药共研细末，和鸡蛋清及小麦面调匀，做成饼，敷手足心（劳宫及涌泉穴）。

【功效】清热息风止痉。

【主治】热性惊厥（外感风热及气营两燔型）。

【来源】《武简侯中医儿科外治法备要》

～·外敷方·～

【组成】燕子窝泥60克，生石膏100克，葛根20克，雄黄15克，冰片5克，田螺10个，葱白3个，鸭蛋清2个。

【用法】上药研成细末，捣成泥浆状，做成3个小饼，分敷于患儿前额及双涌泉穴，干则更换。

【功效】清热息风止痉。

【主治】热性惊厥（外感风热型）。

【来源】湖南中医杂志，1991，7（3）

～·栀子散·～

【组成】栀子20克，雄黄5克，冰片1克，鸡蛋清适量，麝香0.4克（研末）。

【用法】将前3味药研成细末，用鸡蛋清调匀如糊状，取麝香0.2克，放入神阙、天柱、关元穴，再将药糊贴在麝香上面，外敷纱布，胶布固定，待24小时候揭去。

【功效】清热息风，镇静安神。

【主治】热性惊厥（外感风热型）。

【来源】《儿科疾病外治全书》

第三十二章　百日咳

百日咳是感染百日咳鲍特杆菌引起的急性呼吸道传染病，其临床特点以阵发性痉挛性咳嗽，咳后伴有特殊的鸡鸣样吸气性吼声为主要特征。传染源主要为百日咳患者，带菌者及不典型病人均有传染性。主要通过空气飞沫传播。因本病抗体不能通过胎盘，新生儿亦可发病。

中医认为本病为感染百日咳时邪，邪毒郁于肺经，化火生痰，痰火胶结，气道阻塞，导致肺气宣降失司，表卫失和，肺气上逆。百日咳常见中医证型：邪犯肺卫型，痰火阻肺型，气阴耗伤型。临床可按照"顿咳""顿嗽""顿呛""鹭鸶咳""天哮呛""疫咳"等治疗。

第一节　内服方

·· 百部麦冬汤 ··

【组成】炙百部20克，麦冬10克，姜半夏、陈皮、姜竹茹各6克，炒白芍、白前各10克，枳壳6克，枇杷叶（包）、天竺黄、莱菔子、玉竹各10克，蜈蚣1条，蝉蜕6克，甘草5克。

【用法】<3岁，2日1剂，浓煎100毫升，分2~3次温服；>3岁，每日1剂，水煎200毫升，分2~3次温服

【功效】清肝泻肺，息风解痉。

【主治】百日咳（痰火阻肺型）。

【来源】山西医药杂志，2019，48（23）。

❧ · 参萸顿咳方 · ❧

【组成】荆芥3克，防风3克，桔梗6克，杏仁5克，紫菀6克，百部5克，款冬花6克，金银花6克，川贝母3克，茯苓3克，半夏3克，党参5克，山茱萸3克，甘草3克

【用法】水煎服，日2次，日1剂。

【功效】补肾纳气，祛风止痉。

【主治】百日咳（邪犯肺卫兼气虚型）。

【来源】中医研究，2016，29（8）。

❧ · 镇肝止咳汤 · ❧

【组成】柴胡3~6克，生白芍6~12克，代赭石6~12克，青黛1~3克，僵蚕6~9克，胆南星1~3克，月石0.5~1克，甘草3~6克。

【用法】水煎服，日2~3次，日1剂。

【功效】清肝泻火，镇痉息风，化痰止咳。

【主治】百日咳（痰火阻肺型）。

【来源】中华中医药杂志，2011，26（4）

❧ · 自拟加味泻白散 · ❧

【组成】桑白皮5克，地骨皮5克，黄芩3克，杏仁3克，百部3克，桃仁2克，款冬花3克，全瓜蒌3克，白前3克，炒芥子3克，沙参3克，麦冬3克，生甘草3克，山慈菇3克。

【用法】水煎服，日2~3次，日1剂。

【功效】清热肃肺，化痰散瘀。

【主治】百日咳（痰火阻肺兼阴伤型）。

【来源】内蒙古中医药，2019，38（8）

·百茅汤·

【组成】百部15克，白茅根15克，浙贝母10克，前胡10克，桔梗10克，旋覆花10克，枇杷叶20克，代赭石15克，麦冬10克。

【用法】水煎服，日2次，日1剂。

【功效】降逆解痉，止咳化痰。

【主治】百日咳（痰火阻肺兼阴伤型）。

【来源】吉林中医药，2012，32（10）

·姜达歧自拟百日咳方·

【组成】蒸百部5克，西麻黄3克，苦杏仁4克，炙甘草3克，豆腐1块。

【用法】用豆腐一块，放入大碗内，将上药撒于豆腐上，加水少量，放锅内水蒸约半小时后，用刀将豆腐上药渣刮去，加冰糖适量拌匀。每日1剂，早、中、晚3次分服，1周为1个疗程。如尚未痊愈，可再服1个疗程，即可根治。

【功效】温肺散邪，定喘止咳。

【主治】百日咳（邪犯肺卫型）。

【来源】《中国名医名方》

·徐迪三自拟痉咳方·

【组成】桑白皮9克，杏仁9克，生石膏30克，鱼腥草9克，黄芩9克，百部9克，天浆壳4只，天竺子9克，腊梅花9克。

【用法】水煎服，日2次，日1剂。

【功效】清肺降逆，止咳化痰。

【主治】百日咳（痰火阻肺型）。

【来源】《首批国家级名老中医效验秘方精选》

∽ 金炳炎自拟百日咳验方 ∽

【组成】杏仁、木蝴蝶、牛蒡子、白芥子、郁金各6克，百部、蜜炙款冬花、麦冬（去心）、麸炒枳壳、蜜炙桑白皮各10克，冰糖30克。

【用法】上药除冰糖外，加水500毫升，浸泡30分钟，文火缓煎至250毫升去渣，再加冰糖同煮以溶解为度，分5次，1日尽服。2~4岁儿童分2天用。

【功效】清泻肺热，化痰止咳。

【主治】百日咳（痰火阻肺型）。

【来源】湖北中医杂志，1997，19（1）

∽ 王玉玲自拟痉咳散 ∽

【组成】紫菀、百部、杏仁各10克，橘红5克，蜈蚣1条，甘草2克。

【用法】水煎服，日2次，日1剂。

【功效】化痰止咳止痉。

【主治】百日咳（痰火阻肺型）。

【来源】《专科专病名医临证经验丛书——儿科病》

∽ 刘竹林自拟顿咳方 ∽

【组成】麻黄1克，杏仁、桑白皮各5克，生石膏6克，桔梗、前胡、川贝母、瓜蒌皮、百部各3克，牛蒡子2克，甘草2克。

【用法】水煎服，日2次，日1剂。

【功效】清金降气，止咳化痰。

【主治】百日咳（邪犯肺卫型）。

【来源】新中医，1994，26（2）

徐小洲自拟百日咳方

【组成】蒲公英30克，秦皮10克，天竺子10克，炙百部10克，炙甘草10克。

【用法】水煎服，日2次，日1剂。

【功效】清热解毒，降逆止咳。

【主治】百日咳（邪犯肺卫型）。

【来源】《专科专病名医临证经验丛书——儿科病》

黎炳南自拟百马汤

【组成】百部10克，马兜铃3克，炙甘草6克，大枣4枚。

【用法】水煎服，日2次，日1剂。

【功效】降气止咳，补益脾肺。

【主治】百日咳（外感时邪、肺脾气虚型）。

【来源】《黎炳南儿科经验集》

钱育寿自拟泻肝清肺汤

【组成】山栀子5克，炙马兜铃5克，牡丹皮10克，旋覆花10克（包煎），桑白皮10克，南天竹10克，生百部10克，黛蛤散15克（包煎）。

【用法】水煎服，日2次，日1剂。

【功效】泻肝降火，清肺化痰。

【主治】百日咳（外邪犯肺、痰火阻肺型）。

【来源】辽宁中医杂志，1993，20（12）。

～･ 马莲湘自拟顿咳百龙汤 ･～

【组成】炙百部9克，地龙6克，南、北沙参各6克，天、麦冬各6克，瓜蒌皮6克，鹅不食草6克，炙紫菀6克，化橘红6克，浙贝母9克。

【用法】每日1剂，煎取2次，合匀取80~100毫升，分4~5次服。

【功效】清润化痰，降逆镇咳。

【主治】百日咳（痉咳期）。

【来源】《中国当代名医名方录（修订版）》

第二节　外用方

～･ 外用经验方1 ･～

【组成】生麻黄6克，黄酒适量。

【用法】先将生麻黄捣烂，加入黄酒炒热，趁热敷于双侧肺俞穴，每日1次，7日为1个疗程

【功效】清肺降气，止咳化痰。

【主治】百日咳（邪犯肺卫型）。

【来源】《中药外治法》

～･ 外用经验方2 ･～

【组成】新鲜紫皮大蒜5枚。

【用法】将大蒜捣烂如泥，敷贴于涌泉穴，男左女右，每日1次，7日为1个疗程

【功效】解痉止咳化痰。

【主治】百日咳（邪犯肺卫型）。

【来源】《中药外治法》

·经验敷背方·

【组成】吴茱萸、细辛、葶苈子、檀香、百部各10克，甘遂5克，生大蒜、猪胆汁各适量。

【用法】先将吴茱萸、细辛、葶苈子、檀香、百部、甘遂和匀，磨成细粉，用时每取药粉10克，加生大蒜捣烂如泥，再用猪胆汁调至稠膏状，分别贴于神阙、身柱、涌泉（双）、膏肓（双），每日1次，1次8~12小时，7日为1个疗程

【功效】清肝泻肺，息风解痉。

【主治】百日咳（痰火阻肺型）。

【来源】《中药外治法》

经验药膏方

【组成】百部、麻黄、白及、黄连、甘草各60克，芦根150克。

【用法】用适量麻油将上药熬枯后去渣，黄丹收膏。取气户、库房、风门、肺俞、身柱穴中1~2个，现拔火罐10分钟后，再贴药膏，用纱布敷于其上，1~2天换药1次。

【功效】清肝泻肺，息风解痉。

【主治】百日咳（痰火阻肺型）。

【来源】《中医外治法大全》

外敷经验方

【组成】白芥子、紫苏子、莱菔子各40克，生姜5片，食盐250克。

【用法】上药烘干，混合并共研细末，炒热至50℃左右，装入纱袋，在患儿背部两侧及腋下来回熨烫30~40分钟，每日2~3次。

【功效】清肺降气，止咳化痰。

【主治】百日咳（邪犯肺卫型）。

【来源】《古今中药外治高效验方1000首》

第三十三章 便 秘

便秘是排便次数明显减少，每2~3天或更长时间一次，无规律，粪质干硬，大便不通，常伴有排便困难感的病理现象。既可作为一种独立的疾病，也可继发于其他疾病的过程中。

中医认为本病主要是因饮食、情志、津伤、正虚等，导致肝气郁结，脾失健运，肺失宣降，大肠传导失司，使得糟粕不得通利而下。临床常见分型为食积便秘、燥热便秘、气滞便秘、气虚便秘、血虚便秘，临床可参照中医"便秘""便闭""秘结""大便不通"等治疗。

第一节 内 服 方

·加味枳术丸·

【组成】枳壳6克，炒白术15克，沙参6克，山药10克，炙甘草3克，麦冬6克，石斛6克，白扁豆6克，鸡内金6克，陈皮6克。

【用法】水煎服，每天2次，每日1剂。

【功效】滋阴健脾，行气通便。

【主治】小儿便秘（阴液不足型）。

【来源】河南中医，2017，45（8）

·桂枝加大黄汤加减·

【组成】桂枝3克，白芍9克，生甘草3克，生姜3片，大枣5

枚，生大黄6克。

【用法】水煎服，每天2次，每日1剂。

【功效】调脾和中，和表解肌。

【主治】小儿便秘（脾胃不调型）。

【来源】《专科专病名医临证经验丛书——儿科病》

健脾通便汤

【组成】麦芽5克，鸡内金5克，厚朴6克，白术6克，白芍6克，玄参10克，莱菔子10克，枳实12克，黄芪15克。

【用法】水煎服，每天2次，每日1剂。

【功效】润肠通便，健运脾胃。

【主治】小儿便秘（脾胃不和型）。

【来源】人人健康，2019，38（9）

泻白散加味

【组成】桑白皮、地骨皮、黄芩、知母、麦冬、瓜蒌仁各10克，玄参、火麻仁、郁李仁各15克，玄明粉、生甘草各5克。

【用法】水煎服，每天2次，每日1剂。

【功效】清解肺热，宣畅气机，濡润肠道。

【主治】小儿便秘（肺热型）。

【来源】中国中西医结合儿科学，2018，38（8）

曲麦枳术丸

【组成】生白术30克，生麦芽12克，麸炒枳实9克，神曲9克，炒莱菔子12克，陈皮9克，姜黄6克，炒僵蚕9克，石菖蒲12克，夏枯草6克，党参2克，火麻仁12克，炙甘草6克。

【用法】水煎服，每天2次，每日1剂。

【功效】和中健脾，消积导滞。

【主治】小儿便秘（脾虚气滞型）。

【来源】世界最新医学信息文摘，2019，19（43）

～·　肖淑琴自拟三仁三子汤　·～

【组成】茯苓10克，天花粉12克，杏仁3克，瓜蒌仁10克，郁李仁3克，苏子6克，莱菔子10克，牛蒡子10克，桑白皮10克，黄芩6克，太子参6克。

【用法】水煎服，每天2次，每日1剂。

【功效】健脾益气，降肺通便。

【主治】小儿便秘（脾气不足、肺气失降型）。

【来源】《肖淑琴儿科临证治验》

～·　董廷瑶自拟方　·～

【组成】党参9克，当归6克，升麻2克，白芍6克，生甘草3克，淡附片2克，肉桂1.5克（后入），郁李仁9克，薏苡仁10克。

【用法】水煎服，每天2次，每日1剂。

【功效】健脾益气温阳，润肠通便。

【主治】小儿便秘（阳气失煦型）。

【来源】《专科专病名医临证经验丛书——儿科病》

～·　姚氏薄槟散　·～

【组成】薄荷5克，槟榔8克，焦山楂12克，枳壳8克，僵蚕6克，浙贝8克，连翘6克，酒大黄4克。

【用法】水煎服，每天2次，每日1剂。

【功效】消食导滞，疏风散热。

【主治】小儿便秘（食伤积热型）。

【来源】中国民族民间医药，2017，24（11）

第二节　外用方

ᨦ·便秘沐浴方·ᨦ

【组成】芒硝、大黄、甘遂、牵牛子各等量。

【用法】上药加水煎汤，量依据浴盆而定，待药液冷却到40℃，淋浴全身。亦可煎取药液500毫升，沐浴前，把药液兑入温水中沐浴。每日1~2次。

【功效】泻热通便，消积散结。

【主治】小儿便秘（肠腑郁热、饮食积滞型）。

【来源】中国民间疗法，2014，22（4）

ᨦ·便秘脐贴·ᨦ

【组成】大黄10克，玄明粉15克，生地15克，当归15克，枳壳15克，厚朴15克，陈皮15克，木香15克，槟榔15克，桃仁15克，红花10克。

【用法】上药共磨细末，加姜汁，将药面放入肚脐中，固定胶布，每日1次，10天为1个疗程。

【功效】通腑泄热，活血化瘀，理气排便。

【主治】小儿便秘（阳明有热、气血淤滞型）。

【来源】《中医外治法大全》

ᨦ·便秘热熨袋1·ᨦ

【组成】乌桕树皮500克，石菖蒲250克。

【用法】捣烂成泥，干炒，放入布袋，垫于身下，热熨肛门，药袋冷即更换。每日1次，每次30分钟。

【功效】运气健脾，理气通便。

【主治】小儿便秘（气机郁滞型）。

【来源】《中医外治法大全》

◆·便秘热敷袋2·◆

【组成】葱白50克，生姜30克，食盐15克，淡豆豉39粒。

【用法】将诸药混合捣融，制成圆饼，加热后隔毛巾敷于脐上，冷即换下，每日1次，5日为1个疗程。

【功效】理气调营，通阳通便。

【主治】小儿便秘（气滞中焦型）。

【来源】《中医外治法大全》

◆·大黄膏·◆

【组成】大黄、枳实各200克，厚朴100克。

【用法】上药共研细末，加温开水调成膏状，搅匀。取10~15克敷于神阙穴，隔日1次。

【功效】通腑泄热，理气排便。

【主治】小儿便秘（阳明有热、中焦气滞型）。

【来源】湖南中医杂志，1996，12（4）

◆·大黄粉·◆

【组成】大黄10克。

【用法】将大黄烘干研粉，以酒适量调成糊状，涂于脐部，纱布覆盖固定，再以热水袋外敷10分钟，每日1次，每个疗程1~3天。

【功效】通腑泄热排便。

【主治】小儿便秘（阳明热型）。

【来源】《中医药学高级丛书——中医儿科学》

∽· 大葱饼 ·∾

【组成】大葱适量。

【用法】将大葱捣烂做成饼状，外敷脐部，用热水袋熨葱饼上。

【功效】和中排便。

【主治】小儿便秘（冷秘型）。

【来源】《中医药学高级丛书——中医儿科学》